Kohlhammer

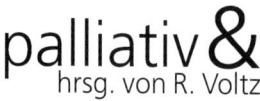
hrsg. von R. Voltz

Eine Übersicht aller lieferbaren und im Buchhandel angekündigten Bände der Reihe finden Sie unter:

 https://shop.kohlhammer.de/palliativ-und

**Die Herausgeber**

Dr. rer. medic. Kerstin Kremeike, staatlich anerkannte Physiotherapeutin, Studium der Sozialwissenschaften, Promotion zur Doktorin der Medizinwissenschaften, Zusatzweiterbildung Kommunikationspsychologie, Projektleitung am Zentrum für Palliativmedizin der Uniklinik Köln.

Dr. med. Klaus Maria Perrar, Studium der Medizin, Pädagogik, Soziologie, Philosophie, Facharzt für Psychiatrie, Psychotherapie, Palliativmedizin, Zertifikat Gerontopsychiatrie, -psychotherapie und -psychosomatik der DGGPP/DGPPN, ehem. Oberarzt am Zentrum für Palliativmedizin der Uniklinik Köln.

Prof. Dr. med. Raymond Voltz, Facharzt für Neurologie, Palliativmedizin, Dipl. Pall. Med. (Cardiff), Direktor des Zentrums für Palliativmedizin der Uniklinik Köln, Vorsitzender der Ethikkommission der Medizinischen Fakultät der Universität zu Köln, Vorsitzender des Palliativ- und Hospiznetzwerks Köln e. V.

Kerstin Kremeike
Klaus Maria Perrar
Raymond Voltz
(Hrsg.)

# Palliativ & Todeswunsch

Verlag W. Kohlhammer

Dieses Werk einschließlich aller seiner Teile ist urheberrechtlich geschützt. Jede Verwendung außerhalb der engen Grenzen des Urheberrechts ist ohne Zustimmung des Verlags unzulässig und strafbar. Das gilt insbesondere für Vervielfältigungen, Übersetzungen und für die Einspeicherung und Verarbeitung in elektronischen Systemen.
Pharmakologische Daten verändern sich ständig. Verlag und Autoren tragen dafür Sorge, dass alle gemachten Angaben dem derzeitigen Wissensstand entsprechen. Eine Haftung hierfür kann jedoch nicht übernommen werden. Es empfiehlt sich, die Angaben anhand des Beipackzettels und der entsprechenden Fachinformationen zu überprüfen. Aufgrund der Auswahl häufig angewendeter Arzneimittel besteht kein Anspruch auf Vollständigkeit.
Die Wiedergabe von Warenbezeichnungen, Handelsnamen und sonstigen Kennzeichen berechtigt nicht zu der Annahme, dass diese frei benutzt werden dürfen. Vielmehr kann es sich auch dann um eingetragene Warenzeichen oder sonstige geschützte Kennzeichen handeln, wenn sie nicht eigens als solche gekennzeichnet sind.
Es konnten nicht alle Rechtsinhaber von Abbildungen ermittelt werden. Sollte dem Verlag gegenüber der Nachweis der Rechtsinhaberschaft geführt werden, wird das branchenübliche Honorar nachträglich gezahlt.
Dieses Werk enthält Hinweise/Links zu externen Websites Dritter, auf deren Inhalt der Verlag keinen Einfluss hat und die der Haftung der jeweiligen Seitenanbieter oder -betreiber unterliegen. Zum Zeitpunkt der Verlinkung wurden die externen Websites auf mögliche Rechtsverstöße überprüft und dabei keine Rechtsverletzung festgestellt. Ohne konkrete Hinweise auf eine solche Rechtsverletzung ist eine permanente inhaltliche Kontrolle der verlinkten Seiten nicht zumutbar. Sollten jedoch Rechtsverletzungen bekannt werden, werden die betroffenen externen Links soweit möglich unverzüglich entfernt.

1. Auflage 2023

Alle Rechte vorbehalten
© W. Kohlhammer GmbH, Stuttgart
Gesamtherstellung: W. Kohlhammer GmbH, Heßbrühlstr. 69, 70565 Stuttgart
produktsicherheit@kohlhammer.de

Fotografien von Cordula Diebold, Tübingen
www.corduladiebold.de

Print:
ISBN 978-3-17-032019-2

E-Book-Formate:
pdf:   ISBN 978-3-17-032020-8

# Inhaltsverzeichnis

Vorwort 11

## A Klinische Perspektiven

### A 1 Das Phänomen Todeswunsch in der Palliativversorgung 17

*Kerstin Kremeike, Klaus Maria Perrar und Raymond Voltz*

| | | |
|---|---|---|
| A 1.1 | Einleitung | 17 |
| A 1.2 | Todeswünsche im wissenschaftlichen und gesellschaftlichen Diskurs | 20 |
| A 1.3 | Abgrenzung zur Suizidalität und Ausweitung auf Akzeptanz des Sterbens: Definition von Todeswünschen in der Palliativversorgung | 21 |
| A 1.4 | Todeswunsch und Lebenswille | 23 |
| A 1.5 | Risikofaktoren und Ursachen für die Ausbildung von Todeswünschen | 23 |
| A 1.6 | Subjektive Bedeutungen und soziale Funktionen von Todeswünschen | 25 |
| A 1.7 | Fazit | 26 |

### A 2 Todeswünsche in der Neurologie 28

*Heidrun Golla und Klaus Maria Perrar*

| | | |
|---|---|---|
| A 2.1 | Epidemiologie | 28 |
| A 2.2 | Einflussfaktoren auf Todeswünsche bei Menschen mit neurologischen Erkrankungen | 33 |

## A 2.3 Der Umgang Versorgender mit den Themen Sterben und Tod — 37
## A 2.4 Angehörige — 39

## A 3 Todeswünsche in der Geriatrie — 41

*Jennifer Peschmann und Reinhard Lindner*

| | | |
|---|---|---|
| A 3.1 | Altern und Alter | 41 |
| A 3.2 | Grundcharakteristika der Geriatrie | 4 |
| A 3.3 | Einflussfaktoren für Suizidalität und Todeswünsche im Alter | 43 |
| A 3.4 | Forschungsergebnisse zur Suizidalität im Alter | 49 |
| A 3.5 | Grundsätze und Formen der Beratung und Psychotherapie in der Geriatrie | 50 |
| A 3.6 | Suizidprävention im Alter | 52 |

## A 4 Todeswünsche bei Organersatzverfahren — 54

*Anna Lisa Westermair*

| | | |
|---|---|---|
| A 4.1 | Einleitung | 54 |
| A 4.2 | Hämodialyse bei Niereninsuffizienz | 55 |
| A 4.3 | Invasive Beatmung bei COPD | 59 |
| A 4.4 | Fazit | 63 |

## B Historische und normative Perspektiven

## B 1 Geschichte des Todeswunsches — 67

*Daniel Schäfer*

| | | |
|---|---|---|
| B 1.1 | Eingrenzung des Themas | 67 |
| B 1.2 | Historiographische und juristische Diskurse | 69 |
| B 1.3 | Medizinische Texte | 71 |

| | | |
|---|---|---|
| B 1.4 | Philosophische und moraltheologische Stellungnahmen | 75 |
| B 1.5 | Literarische und ikonographische Reflektionen | 78 |
| B 1.6 | Fazit | 80 |

## B 2 Rechtliche Aspekte von Todeswünschen 82

*Gunnar Duttge*

| | | |
|---|---|---|
| B 2.1 | Grundwerte des Rechts | 82 |
| B 2.2 | Sterbehilfetypologie | 84 |
| B 2.3 | Das Problem des assistierten Suizids | 86 |
| B 2.4 | Arznei- und Betäubungsmittelrecht | 89 |
| B 2.5 | Grenzen der Leidminderung | 92 |

## B 3 Zur ethischen Beurteilung von Suizidwünschen 94

*Jakov Gather, Esther Braun und Jochen Vollmann*

| | | |
|---|---|---|
| B 3.1 | Einleitung | 94 |
| B 3.2 | Selbsttötungen verhindern? | 96 |
| B 3.3 | Selbsttötungen unterstützen? | 99 |
| B 3.4 | Schlussbetrachtung | 103 |

## C Zugänge zu Todeswünschen

## C 1 Psychologie von Todeswünschen 109

*Gilla K. Shapiro, Gary Rodin und Kathleen Boström*

| | | |
|---|---|---|
| C 1.1 | Ausprägungen von Todeswünschen und ihre Prävalenz | 109 |
| C 1.2 | Mit Todeswünschen assoziierte Faktoren | 111 |

Inhaltsverzeichnis

| | | |
|---|---|---|
| C 1.3 | Psychologische Interventionen zur Linderung von Todeswünschen bei Menschen mit unheilbaren Erkrankungen | 115 |
| C 1.4 | Fazit | 118 |

| | | |
|---|---|---|
| **C 2** | **Todeswunsch aus Sicht der Versorgenden** | **120** |

*Maren Galushko, Gerrit Frerich und Yvonne Eisenmann*

| | | |
|---|---|---|
| C 2.1 | Einleitung | 120 |
| C 2.2 | Wie beobachten und erleben Versorgende den Todeswunsch? | 122 |
| C 2.3 | Welche Belastungen und Barrieren sind zu erkennen? | 123 |
| C 2.4 | Wie gehen Versorgende damit um? | 126 |

## D Umgang mit Todeswünschen

| | | |
|---|---|---|
| **D 1** | **Assessment von Todeswünschen** | **131** |

*Julia Strupp und Klaus Maria Perrar*

| | | |
|---|---|---|
| D 1.1 | Einleitung | 131 |
| D 1.2 | Messinstrumente zur Erfassung von vorzeitigen Todeswünschen | 133 |
| D 1.3 | Fazit | 139 |

| | | |
|---|---|---|
| **D 2** | **Leitfadengestützte Gesprächsführung und Reflexion** | **141** |

*Thomas Dojan, Kathleen Boström und Kerstin Kremeike*

| | | |
|---|---|---|
| D 2.1 | Einleitung | 141 |
| D 2.2 | Proaktives An- und Besprechen von Todeswünschen | 143 |

| | | |
|---|---|---|
| D 2.3 | Gesprächssituation und Beziehungsgestaltung | 145 |
| D 2.4 | Gesprächsabschluss und -reflexion | 147 |
| D 2.5 | Fazit | 148 |

## D 3 Schulungen zum Umgang mit Todeswünschen 150

*Kathleen Boström, Gerrit Frerich, Vanessa Romotzky, Maren Galushko und Kerstin Kremeike*

| | | |
|---|---|---|
| D 3.1 | Einleitung | 150 |
| D 3.2 | Eine Schulung zum Umgang mit Todeswünschen | 154 |
| D 3.3 | Wirkungen und Perspektiven | 157 |
| D 3.4 | Fazit | 158 |

## D 4 Klinische Prävention und Intervention 160

*Klaus Maria Perrar, Kerstin Kremeike und Raymond Voltz*

| | | |
|---|---|---|
| D 4.1 | Einleitung | 160 |
| D 4.2 | Todeswünsche wahrnehmen und erkennen, verstehen und kompetent begleiten | 161 |
| D 4.3 | Die Behandlung von Depression und Demoralisierung als Suizidprävention | 163 |
| D 4.4 | Interventionen bei latenter und akuter Suizidalität | 165 |
| D 4.5 | Beratung, Seelsorge und Psychotherapie | 166 |
| D 4.6 | Therapien am Lebensende | 166 |
| D 4.7 | Verzicht, Einschränkung oder Abbruch von lebenserhaltenden oder -verlängernden Maßnahmen | 167 |
| D 4.8 | Freiwilliger Verzicht auf Nahrung und Flüssigkeit | 167 |

| | | |
|---|---|---|
| D 4.9 | Palliative Sedierung bei therapierefraktärem Leid | 169 |
| D 4.10 | Assistierter Suizid | 170 |
| D 4.11 | Fallbezogene Ethikberatung | 175 |
| D 4.12 | Fazit | 175 |

# Verzeichnisse

## Literatur 181

## Informationen zu den Autoren und Herausgebern 215

# Vorwort

Der Wert des Todes für das menschliche Leben ergibt sich aus der untrennbaren Verbindung beider (Sallnow et al. 2022); die Konfrontation mit dem Tod fordert uns zum Denken neuer Gedanken auf und erinnert uns an die Fragilität des Lebens. In unserer modernen Welt gilt der Tod häufig als ein zu beseitigendes Übel, als ein Faktum, welches sich unserer Erkenntnisfähigkeit entzieht (Meyer 2000). In der Folge findet die Auseinandersetzung mit Tod und Sterben im Miteinander wenig Raum. In der Versorgung schwerkranker Menschen wird es möglicherweise als einfacher wahrgenommen, Gespräche darüber ganz zu vermeiden und eine auf Heilung ausgerichtete Behandlung fortzusetzen. Dies ist am Lebensende jedoch möglicherweise unangemessen oder gar schädlich. Die Palliativversorgung kann Menschen am Lebensende und ihren Versorgenden Alternativen bieten und deren Lebensqualität damit wiederherstellen, wahren und – zumindest für eine gewisse Zeit – erhalten.

Menschen mit einer fortschreitenden, lebenslimitierenden Erkrankung werden mit dem konkret näher rückenden Ende ihres Lebens konfrontiert. Im Rahmen der Auseinandersetzung mit der eigenen Endlichkeit aufgrund einer nicht heilbaren Erkrankung sind Todeswünsche ein häufiges Phänomen. Diese Wünsche können vielschichtig sein und unterschiedliche Hintergründe haben (Leitlinienprogramm Onkologie 2020), z. B. die Angst vor dem aus der Erkrankung resultierenden Leid oder dem Verlust an Autonomie. Sie können sich in einer Akzeptanz des nahen Todes ebenso äußern wie darin, ein schnelles Ende herbeizuwünschen. Bemerkenswert ist, dass diese Wünsche über den Krankheitsverlauf hinweg selten stabil sind und häufig Wechseln unterliegen.

So vielfältig das Phänomen Todeswunsch ist, so kontrovers gestaltet sich die Diskussion über den richtigen Umgang damit. In

## Vorwort

Deutschland wird der diesbezügliche öffentliche Diskurs maßgeblich durch die gesetzlichen Entwicklungen zum Thema bestimmt. Anfang 2020 hob das Bundesverfassungsgericht den § 217 des Strafgesetzbuchs (StGB) zur »Geschäftsmäßigen Förderung der Selbsttötung« als verfassungswidrig auf, denn es bestehe ein Recht auf selbstbestimmtes Sterben (Bundesverfassungsgericht 2020). Die Freiheit, das eigene Leben zu beenden als Teil des Persönlichkeitsrechts eines jeden Menschen, umfasse auch, dafür die Hilfe Dritter in Anspruch zu nehmen. Eine Verpflichtung zur Leistung von Suizidhilfe ist damit für Versorgende nicht verbunden. Die Tötung auf Verlangen bleibt in Deutschland weiterhin verboten (§216 StGB). Zum Zeitpunkt der Fertigstellung des Manuskripts zu diesem Buch steht die gesetzliche Neuregelung der Suizidassistenz und eines diesbezüglichen prozessualen Schutzkonzepts aus. Verfolgt man die bislang vorliegenden Vorschläge zur Gesetzesgestaltung, so wird es in einem neuen Gesetz sicherlich Vorgaben zur Stärkung der Suizidprävention, der Beratung und Begleitung geben. Insofern wird das vorliegende Buch im Umgang mit Todeswünschen auch weiterhin eine große Hilfe sein.

Palliativ Versorgende und hospizlich Begleitende werden in ihrer Praxis immer wieder und auf verschiedenste Weise mit Todeswünschen konfrontiert (Kremeike et al. 2022). Im Umgang damit gilt es einerseits, die bestmögliche Fürsorge für die Betroffenen sicherzustellen, zu der auch die Suizidprävention gehört (Leitlinienprogramm Onkologie 2020). In der Regel sind Todeswünsche ambivalent und im Wunsch zu sterben drückt sich oft aus, anders als jetzt leben zu wollen. Auf der anderen Seite muss die Freiverantwortlichkeit, das eigene Leben zu beenden, als Teil des Persönlichkeitsrechts gewährleistet sein, sollte ein Suizidwunsch dauerhaft und mit Bestimmtheit bestehen (Bundesverfassungsgericht 2020). Diesen sich scheinbar entgegenstehenden Ansprüchen der Fürsorge und der Selbstbestimmung gerecht zu werden sowie die Dauer- und Ernsthaftigkeit bestehender Suizidwünsche festzustellen, bedeutet eine besondere Herausforderung für unsere Gesellschaft und im Besonderen für unser Gesundheitssystem.

Um dieser Herausforderung angemessen zu begegnen, bedarf es neben dem Wahrnehmen und Erkennen von Todeswünschen durch professionell Begleitende auch des Verstehens dieser Wünsche vor dem Hintergrund der individuellen Situation der Betroffenen (Leitlinienprogramm Onkologie 2020). Erst durch dieses Verstehen wird das kompetente Begleiten schwerkranker Menschen mit einem Todeswunsch möglich. Nicht zuletzt stellt sich auch die Frage nach der Einstellung gegenüber Menschen, bei denen sich der Todeswunsch verfestigt und die sich wohlüberlegt, dauerhaft und freiverantwortlich eine Suizidhilfe wünschen.

Vorliegendes Buch ist in vier Abschnitte gegliedert. Im ersten Abschnitt werden zunächst das Phänomen Todeswunsch in der Palliativversorgung beleuchtet und anschließend Todeswünsche bei ausgewählten Krankheitsbildern betrachtet. Im zweiten Abschnitt finden verschiedene Perspektiven zum Thema Beachtung; dazu gehören neben der historischen auch die ethische und rechtliche. Der dritte Abschnitt widmet sich der Psychologie von und der Sicht Versorgender auf Todeswünsche in der Palliativversorgung. Im letzten Teil des Buches werden Instrumente zu ihrer Erfassung, ein Gesprächsleitfaden und eine Schulung zum Umgang mit Todeswünschen sowie Maßnahmen zur Prävention von und Interventionen bei solchen Wünschen in der Palliativversorgung vorgestellt.

Wir möchten Ihnen als Leserin und Leser mit diesem Buch Anregungen für Ihr Nachdenken zu diesem Thema zu geben. Hoffentlich tragen wir alle zu einem offenen, respektvollen und sensiblen Umgang mit Todeswünschen bei, damit die Betroffenen in ihrer leidvollen Situation die ihnen angemessene Hilfe und Unterstützung erhalten.

*Kerstin Kremeike, Klaus Maria Perrar und Raymond Voltz*

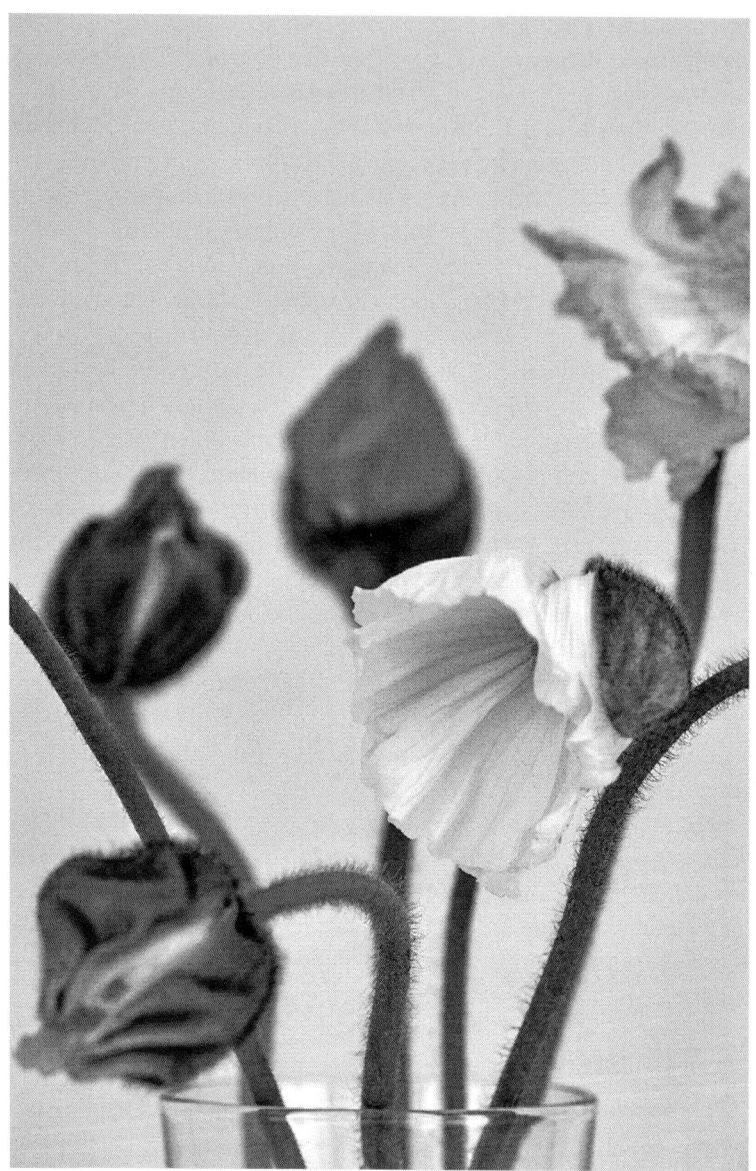

Foto: © Cordula Diebold, Tübingen

# A

## Klinische Perspektiven

# A 1

## Das Phänomen Todeswunsch in der Palliativversorgung

Kerstin Kremeike, Klaus Maria Perrar und Raymond Voltz

### A 1.1 Einleitung

In Folge der Weiterentwicklung des palliativmedizinischen Selbstverständnisses sowie aufgrund des demographischen Wandels werden neben onkologisch Erkrankten zunehmend z. B. Menschen mit neurologischen Erkrankungen oder multimorbiden geriatrischen Krankheitsbildern palliativ versorgt. Im Vergleich zu onkologisch Erkrankten leiden diesen Patientengruppen – v. a. auch aufgrund der teils deutlich längeren Krankheitsverläufe – unter anderen Beschwerden, womit eine Differenzierung und Spezifizierung palliativmedizinischer (Teil-)Aufgaben einhergeht (Lunney et al. 2003). Gemeinsam ist allen genannten Erkrankungen, dass sie in der Regel fortschreitend und lebenslimitierend sind. Bei Menschen mit einer solchen Diagnose treten Todeswünsche, im Rahmen der Auseinandersetzung mit der eigenen Endlichkeit und möglicherweise bevorstehenden Krankheitsverläufen, oft und in sehr unterschiedlichen Formen auf:

- *Todeswünsche bei Krebserkrankungen.* Bereits in den 1990er Jahren berichteten 45 % der Teilnehmenden einer Studie mit einem fortgeschrittenen Tumor gelegentliche Todeswünsche sowie 10 % einen ausgeprägten und anhaltenden Wunsch zu sterben (Chochinov et al. 1995). In einer aktuelleren Untersuchung äußerten 18 % der befragten onkologischen Patientinnen und Patienten gelegentliche und 12 % ernsthafte Todeswünsche (Wilson et al. 2016). Betrachtet man Suizide bei onkologischen Erkrankungen, so ist das Risiko kurze Zeit nach Erfahren der Diagnose sowie bei bestimmten Krebslokalisationen (z. B. Kopf und Hals, gastrointestinal, urogenital) am höchsten (Spoletini et al. 2011).

- *Todeswünsche bei neurologischen Erkrankungen* (▶ Kap. A 2). Von Befragten mit Multipler Sklerose gaben 22 % an, suizidale Gedanken zu hegen (Strupp et al. 2016). Auch für Amyotrophe Lateralsklerose zeigen Studien, dass mit der Erkrankung eine besondere psychische Vulnerabilität und Prädisposition zur Suizidalität einhergeht (Silva-Moraes et al. 2020). Ferner nehmen Menschen mit nicht heilbaren neurologischen Grunderkrankungen allgemein überproportional häufig assistierten Suizid in der Schweiz in Anspruch (Gauthier et al. 2015) oder suizidieren sich selbst (Brenner et al. 2016).

- *Todeswünsche im Alter* (▶ Kap. A 3). Von den auf einer schweizerischen Intensivstation Versorgten höheren Alters gaben fast 9 % Todeswünsche an (Bornet et al. 2020). Krankheiten, die erheblichen Schmerzen und Einschränkungen der Selbstständigkeit mit sich bringen, sind im höheren Alter besonders häufig mit Suizidalität assoziiert (Li und Conwell 2010). Nach Daten des *Nationalen Suizidprogramms für Deutschland* (NaSPro) machte im Jahr 2017 die Untergruppe der über 65-Jährigen fast 22 % der Gesamtheit aller Suizidenten in Deutschland aus. Mit zunehmendem Alter steigen (v. a. bei Männern) die Raten deutlich an; Suizide sind in der Gruppe der Hochbetagten über 80 Jahre im Altersvergleich am häufigsten (Müller-Pein 2019). Suizidale Ältere begehen aufgrund der Präferenz härterer Methoden (z. B. Erhängen, Erschießen, Sturz aus großer Höhe) eher erfolgreiche Suizidversuche (Lindner 2020).

- *Assistierter Suizid im Vergleich.* Schweizer Daten ermöglichen vorsichtige Aussagen zu den Krankheitsbildern von Menschen, die sich ohne oder mit Assistenz suizidieren, beziehungsweise dazu, wie die Möglichkeit einer Suizidassistenz sich auf die Anzahl nicht assistierter Suizide auswirkt. Die Todesursachenstatistik in der Schweiz zeigt keinen Rückgang der Suizide in den Jahren 2003 bis 2014, dagegen stieg die Anzahl der erfassten assistierten Suizide im selben Zeitraum deutlich an (Bundesamt für Statistik 2016). Die beiden Gruppen unterschieden sich sowohl in der Altersverteilung als auch in den zugrundeliegenden Erkrankungen. Der assistierte Suizid war in der Gruppe der über 75-Jährigen deutlich häufiger als der Suizid. Bei Suizidenten ohne Assistenz überwogen die psychischen Erkrankungen deutlich (56 % Depression, 44 % körperliche Erkrankungen), während bei den Suizidenten mit Suizidhilfe die körperlichen Erkrankungen (über 77 %) den größten Anteil ausmachten. Die Interpretation dieser Zahlen legt nahe, dass es sich bei den Personen, die sich ohne Assistenz suizidieren, und den Personen, die sich begleitet suizidieren, um unterschiedlich zu betrachtende Gruppen handelt.

Von Todeswünschen in der Palliativversorgung betroffen können Menschen sein, die aufgrund einer lebenslimitierenden, fortschreitenden Erkrankung oder infolge des natürlichen Alterungsprozesses in einer nicht kurativ zu behandelnden, aber versorgungsbedürftigen, gesundheitlichen Verfassung sind. Unterschieden werden kann dabei zwischen verschiedenen Ausprägungen, Bedeutungen und Funktionen von Todeswünschen, aber auch zwischen Gedanken, Wünschen, Absichten sowie Bitten um Unterstützung bei der Umsetzung der eigenen Lebensbeendigung. So verstanden sind Todeswünsche in der Palliativversorgung ein breites und häufig auftretendes Phänomen, mit dem Versorgende regelmäßig konfrontiert sind (Nissim et al. 2009, Kremeike et al. 2022).

## A 1.2 Todeswünsche im wissenschaftlichen und gesellschaftlichen Diskurs

Todeswünsche in der Palliativversorgung werden in der jüngeren Forschungsliteratur und der gesellschaftlichen Öffentlichkeit vermehrt thematisiert und diskutiert. Nichtsdestotrotz bleibt das Thema auch in der konkreten Versorgungspraxis weiterhin durchaus mit Tabus behaftet. Dies liegt u. a. daran, dass der Tod häufig nicht als möglicher oder sogar akzeptabler Ausgang einer Behandlung betrachtet wird (Wise 2012). Einige Versorgende sehen Todeswünsche ihrer Patientinnen und Patienten als Zeichen des persönlichen oder professionellen Scheiterns. Solche Bedenken werden befeuert durch die öffentliche Ansicht, moderne Medizin könne und müsse alle Leiden heilen (Brighton und Bristowe 2016). Wir gehen hingegen davon aus, dass gerade eine gute (Palliativ-) Versorgung schwererkrankten Menschen ermöglicht, über das Sterben sowie ihre Vorstellungen vom eigenen Lebensende nachzudenken.

Unschärfen im Vokabular bei der Thematisierung des nahen Todes und von Todeswünschen sowie Unsicherheiten im Gebrauch dieses Vokabulars tragen dazu bei, Tabus zu verfestigen (Radbruch und Nauck 2010, Brown 2019). Damit einhergehende Ungenauigkeiten oder Barrieren im Sprachgebrauch können eine Verschlechterung der Versorgungsqualität mit sich bringen (DeForest 2019). Das Bemühen um angemessenere Sprache kann wiederum zu mehr Achtsamkeit und Zielgerichtetheit der Versorgung beitragen. Sollte beispielsweise die Einstellung einer Behandlungsmaßnahme in einem Falle angemessen sein, empfiehlt es sich nicht von »Beendigung der Behandlung« zu sprechen (DeForest 2019). Vielmehr geht es im Folgenden um die Aufrechterhaltung der Lebensqualität, die Ermöglichung ausstehender Aussprachen und Abschiede sowie die Unterstützung der Betroffenen bei einer bestmöglichen Gestaltung ihrer verbleibenden Lebenszeit. Das sollte so auch kommuniziert werden.

Ein differenziertes Verständnis des Phänomens Todeswünsche und seine klare begriffliche Konzeptualisierung können dabei helfen, – auch sprachlich – einen angemessenen Umgang damit zu ermöglichen.

## A 1.3 Abgrenzung zur Suizidalität und Ausweitung auf Akzeptanz des Sterbens: Definition von Todeswünschen in der Palliativversorgung

Eine internationale Expertengruppe definierte den Wunsch nach Beschleunigung des Sterbens (*Wish To Hasten Death*) als eine Reaktion auf ein Leiden im Kontext einer lebensbedrohenden Erkrankung, bei der der Patient keinen anderen Ausweg sieht als ein beschleunigtes Sterben (Balaguer et al. 2016). Die S3-Leitlinie *Palliativmedizin für Patienten mit einer nicht-heilbaren Krebserkrankung* beinhaltet eine breitere Definition des Phänomens Todeswünsche in der Palliativversorgung (Leitlinienprogramm Onkologie 2020). Danach können sich solche Wünsche bei Menschen mit einer lebenslimitierenden, fortschreitenden Erkrankung auf einem Spektrum manifestieren, das vom Wunsch nach baldigem Sterben (bzw. dem Wunsch danach, tot zu sein) über die Akzeptanz des Todes und den Wunsch, das Sterben zu beschleunigen bis hin zu unterschiedlichen Ausprägungen von Suizidalität reicht. Diese verschiedenen Formen von Todeswünschen verorten sich auf einem Kontinuum steigenden suizidalen Handlungsdrucks, in dem Modelle verschiedener Arbeitsgruppen zum Thema zusammengefasst werden (Lindner 2006, Wolfersdorf 2008, Nissim et al. 2009, Wolfersdorf und Etzersdorfer 2011, Wolfersdorf 2012, Ohnsorge et al. 2014a, Ohnsorge et al. 2014b, Balaguer et al. 2016) (▶ Abb. A 1.1).

| Autoren | Formen von Todeswünschen | | | |
|---|---|---|---|---|
| Ohnsorge et al. | Akzeptanz des Sterbens | Wunsch zu sterben als: | | |
| | | Hoffen aufs Ende | hypothetischer Wunsch nach Beschleunigung | aktueller Wunsch bzw. Handlung |
| Nissim et al. | Loslassen | Verzweiflung | hypothetischer Fluchtplan | |
| Balaguer et al. | | | Wish to hasten death | |
| modifiziert nach Wolfersdorf und Lindner | Lebenssattheit | Lebensmüdigkeit | unspezifische Wünsche nach Ruhe | Suizidalität distanziert → latent → akut |

suizidaler Handlungsdruck

Abb. A 1.1: Formen von Todeswünschen (nach Leitlinienprogramm Onkologie 2020, S. 417)

Suizidalität tritt zwar nur dort auf, wo auch ein Todeswunsch vorliegt, mit dem Vorliegen eines Todeswunsches geht aber nicht notwendigerweise Suizidalität einher. Vielmehr wird davon ausgegangen, dass akute Suizidalität dabei nur selten vorliegt.

## A 1.4 Todeswunsch und Lebenswille

Todeswünsche sind ein vielschichtiges und dynamisches Phänomen – sie haben viele Facetten und können sich im Laufe der Zeit wandeln. Todeswünsche bedeuten nicht notwendigerweise die Abwesenheit von Lebenswillen, denn beide Lebenswirklichkeiten können sowohl gleichzeitig als auch abwechselnd vorliegen. Es ist nicht ungewöhnlich, dass einerseits der Wunsch geäußert wird, das Leben möge zu Ende gehen, während anderseits weiterhin der Wunsch nach kurativer Behandlung besteht. Hier kann also ein zweifacher Wunsch vorliegen, der im Konzept der *double awareness* aufgegriffen wird (Colosimo et al. 2018): einerseits so lange wie möglich leben zu wollen – selbst bei ausgeprägtem Leid – und andererseits das mögliche Eintreten des Todes zu akzeptieren oder sogar zu ersehnen (Voltz et al. 2010, Juliet et al. 2018).

## A 1.5 Risikofaktoren und Ursachen für die Ausbildung von Todeswünschen

Todeswünsche entstehen in der Auseinandersetzung der Betroffenen mit ihrer durch die Krankheit veränderten inneren und äußeren Lebenswelt vor dem Hintergrund vorangegangener Erfahrungen und persönlicher Dispositionen. ▶ Tab. A 1.1 listet Risikofaktoren und potenzielle Ursachen für die Ausbildung von Todeswünschen bei schwerkranken Menschen auf.

**Tab. A 1.1:** Risikofaktoren und Ursachen für die Ausbildung von Todeswünschen (nach Leitlinienprogramm Onkologie 2020, S. 420)

| Dimension | Risikofaktor/Ursache |
|---|---|
| physisch | • vorhandene oder antizipierte körperliche Symptome |
| psychisch | • psychische Symptome (Depressivität, Hoffnungslosigkeit, Angst)<br>• Identitätsverlust<br>• bestimmte Persönlichkeitsmerkmale (starker Wunsch nach Autonomie und Kontrolle) |
| sozial | • soziale Probleme (Isolation, Einsamkeit)<br>• geringe Beziehungsqualität zu wichtigen Bezugspersonen<br>• anderen nicht zur Last fallen wollen |
| spirituell | • existenzielle und spirituelle Einstellung<br>• Weltanschauung |

Eine Längsschnittstudie identifizierte unter den gelisteten Faktoren Hoffnungslosigkeit als stärksten und das Vorliegen einer Depression als zweitstärksten Prädiktor für das Entstehen von Todeswünschen (Rodin et al. 2009). Umgekehrt zeigen sich die Überzeugung, ein sinnvolles Leben zu führen, und religiöser Glaube als Schutzfaktoren gegen das Entstehen von Hoffnungslosigkeit, die so indirekt auch der Ausbildung von Todeswünschen vorbeugen (▶ Kap. C 1). In der Palliativversorgung kann außerdem von einem bedeutsamen Zusammenhang von körperlicher Symptomlast und depressiver Symptomatik ausgegangen werden, da adäquate Schmerztherapie unter anderem auch eine Linderung der Depression bedingen kann (Rodin et al. 2009).

Als Begründung für den Todeswunsch wird häufig der Verlust von Autonomie und Kontrolle oder der Verlust an Würde angegeben. Sieht man von den Veröffentlichungen von Rodin und Mitarbeitenden ab, so sind zugrundeliegende Persönlichkeitsmerkmale bislang noch wenig untersucht. Hier liegt es nahe anzunehmen, dass Personen mit einer narzisstischen Persönlichkeitsstruktur eher zur Entwicklung von Todeswünschen neigen als andere. Dies sind jedoch bislang klinische Beobachtungen, die letztlich überprüft werden müssten. Bislang ungeklärt ist auch, inwieweit psychologische Konstrukte wie z. b. eine hohe Kontrollmotivation (Bedürfnis, Kontrolle wahrzunehmen und auszuüben) und/oder internale Kontrollattribution (bzw. Selbstwirksamkeit) angesichts einer objektiv nicht kontrollierbaren schweren Erkrankung die Entwicklung von Todeswünschen begünstigt.

## A 1.6 Subjektive Bedeutungen und soziale Funktionen von Todeswünschen

Todeswünsche können im Hinblick auf ihre Bedeutungen für die betroffene Person subjektiv ausgelegt (Ohnsorge et al. 2014b) oder im zwischenmenschlichen Miteinander im Hinblick auf ihre sozialen Funktionen verstanden werden (Coyle und Sculco 2004). Diese Unterscheidung ist in konkreten Situationen selten trennscharf; zur konzeptuellen Klärung und klinischen Einordnung von Todeswünschen kann sie dennoch hilfreich sein (Leitlinienprogramm Onkologie 2020). ▶ Tab. A 1.2 zitiert eine literaturbasierte Zusammenfassung von Bedeutungen und Funktionen von Todeswünschen aus der S3-Leitlinie für Palliativmedizin.

**Tab. A 1.2:** Subjektive Bedeutungen und soziale Funktionen von Todeswünschen (nach Leitlinienprogramm Onkologie 2020, S. 422)

| | |
|---|---|
| **subjektive Bedeutungen** | ♦ Zulassen des Sterbens als Merkmal eines natürlichen Geschehens<br>♦ Beendigung eines nicht mehr auszuhaltenden Leidens durch Herbeiführung des Todes<br>♦ Bilanzierung der eigenen Situation, die auf die Beendigung unnötigen Leidens abzielt und dabei im Tod den Schlusspunkt setzt<br>♦ Unwille, den Tod abzuwarten<br>♦ Wunsch, die Kontrolle zu behalten, und auch im Sterben nicht aufzugeben |
| **soziale Funktionen** | ♦ Ausdruck eines Wunsches nach Leben<br>♦ Bevorzugung eines beschleunigten Todes während des Sterbeprozesses<br>♦ Handlungsdruck durch die Unerträglichkeit der Situation<br>♦ Option zum Entgehen einer unerträglichen Situation<br>♦ Letztmalige Möglichkeit zur Ausübung von Kontrolle<br>♦ Lenken der Aufmerksamkeit auf eigene menschliche Einzigartigkeit<br>♦ Geste oder Darstellung von Selbstlosigkeit<br>♦ Manipulationsversuch der Familie<br>♦ Ausdruck der Verzweiflung und aktueller Not |

## A 1.7 Fazit

Zusammenfassend ist festzuhalten, dass Todeswünsche in der Palliativversorgung ein vielschichtiges Phänomen sind, welches – auch bei gleichzeitigem Vorliegen eines ausgeprägten Lebenswillens – in der Auseinandersetzung mit einer schweren Krankheit und dem antizipierten Sterben auftreten kann. Todeswünsche können mit suizidalen Tendenzen einhergehen und auch im (assistierten) Suizid enden; dies wird jedoch nur sehr selten der Fall sein. Ursachen und Ausprägungen von Todeswünschen können sehr vielschichtig sein und sowohl hinsichtlich ihrer subjektiven Bedeutung als auch in Bezug auf die intersubjektiven Funktionen verstanden werden. Eine differenzierte Betrachtung von Todeswünschen in der Palliativversorgung ist im Einzelfall grundlegend für den angemessenen Umgang damit.

# A 2

## Todeswünsche in der Neurologie

Heidrun Golla und Klaus Maria Perrar

### A 2.1 Epidemiologie

In den Niederlanden, in denen *Tötung auf Verlangen und ärztlich assistierter Suizid* seit 20 Jahren erlaubt sind, starben im Jahr 2019 6.361 Menschen tatsächlich durch diese Verfahren. Dies entspricht etwa 4,2 % aller Sterbefälle, was mit geringer Schwankungsbreite in etwa der Größenordnung seit 2016 entspricht (Euthanasiekommission Niederlande 2020). Starben in der Schweiz in den Jahren 2003–2008 je nach Altersgruppe 0,37 % der Männer und 0,82 % der Frauen (35- bis 64-jährige) bzw. 0,25 % der Männer und 0,26 % der

Frauen (65- bis 94-jährige) durch assistierten Suizid (Steck et al. 2014), so waren es im Zeitraum 2010–2014 im Durchschnitt 0,8 % aller Sterbefälle.

Der Wunsch nach Sterbehilfe ist mit durchschnittlich 72 % (Jox 2017) bedeutend höher unter Gesunden (»Wenn ich einmal schwer krank bin, dann wünsche ich durch Tötung auf Verlangen oder durch ärztlich assistierten Suizid zu sterben.«) als unter denen, die dies aus der Perspektive vorliegender schwerer Erkrankung (bis zu 43 %) oder am tatsächlichen Lebensende wünschen (ca. 1 %) (Death with Dignity Act 1998–2021, Steinbrook 2002). Äußerten Erkrankte gegenüber ihren Ärztinnen und Ärzten eine Bitte, ihnen beim Sterben zu helfen, so waren die häufigsten Diagnosen hinter bösartigen Tumorleiden Multiple Sklerose (MS), Parkinsonsyndrome, Schlaganfall oder Arthritis (McGlade et al. 2000).

Menschen, die ärztlich assistierten Suizid oder Tötung auf Verlangen in Ländern in Anspruch nehmen, in denen beide oder eine dieser Möglichkeiten erlaubt ist (Niederlande, Belgien, Luxemburg, Schweiz, Oregon, Washington) leiden überwiegend an Tumorerkrankungen (ca. 70–90 %). An zweithäufigster Stelle stehen Erkrankungen aus dem neurologischen Formenkreis wie Amyotrophe Lateralsklerose (ALS), Multiple Sklerose (MS), typische und atypische Parkinsonsyndrome sowie Demenzen. Der Anteil beträgt je nach Land (in Luxemburg und der Schweiz finden sich die höchsten Prozentsätze) zwischen 7 und 18 %. Zahlen aus Deutschland weisen sogar auf einen noch höheren Anteil von neurologisch Erkrankten unter den Menschen hin, die durch ärztlich assistierten Suizid starben: Von den Suiziden, die durch Sterbehilfe Deutschland e.V. assistiert durchgeführt wurden, lag bei 20,5 % eine neurologische Erkrankung und bei 25,5 % eine Tumorerkrankung zugrunde (Bruns et al. 2016). Diese in Deutschland zu beobachtende Verschiebung hin zu neurologischen Erkrankungen als Grund für den Wunsch nach ärztlich assistiertem Suizid bestätigt sich auch durch folgende Beobachtung in der Schweiz: Im Kanton Zürich wurden zwischen 2008 und 2012 611 assistierte Suizide durchgeführt, davon 268 (44 %) bei Patientinnen und Patienten, die aus Deutschland stammten. In 47 % bestand eine neurologische Grunderkrankung, in 37 % eine Tumorerkrankung (Gauthier et al. 2015).

Ebenso wird in den Niederlanden ein Antrag auf assistierten Suizid bzw. Tötung auf Verlangen häufiger durchgeführt, wenn neurologisch Erkrankte ihn stellen, als bei zugrundeliegender onkologischer Erkrankung (Haverkate et al. 2000). Passend dazu starben in den Niederlanden relativ mehr Menschen (20 %) mit ALS durch ärztlich assistiertem Suizid bzw. Tötung auf Verlangen als Menschen, die an fortgeschrittenen Tumorerkrankungen (5 %) oder fortgeschrittener Herzinsuffizienz (0,5 %) litten (Maessen et al. 2010).

Ähnliches lässt sich in der Schweiz beobachten: zwischen 2003 und 2008 kamen durch ärztlich assistierten Suizid relativ gesehen mehr Menschen ums Leben, wenn sie an Erkrankungen wie MS, ALS oder Parkinson litten (insbesondere in der Altersklasse der 35 bis 64-Jährigen), als wenn sie an bösartigen Tumoren erkrankt waren: 2,5 % der Männer und 4,2 % der Frauen (35- bis 64-jährige) bzw. 0,59 % der Männer und 0,54 % der Frauen (65- bis 94-jährige), die an neurologischen Erkrankungen litten, starben durch ärztlich assistierten Suizid. Bei bösartigen Tumorerkrankungen waren hingegen die Zahlen wie folgt: 0,49 % der Männer und 0,92 % der Frauen (35- bis 64-jährige) bzw. 0,45 % der Männer und 0,52 % der Frauen (65- bis 94-jährige) (Steck et al. 2014).

Neurologisch Erkrankte zeigen im Vergleich zur Normalbevölkerung eine deutlich erhöhte *Suizidalität*. Ein Grund hierfür kann sein, dass unter diesen Patientinnen und Patienten sowie bei Menschen nach Schlaganfall, mit Parkinsonsyndromen oder MS die Depressivität erhöht ist (Kishi et al. 1996, Kostić et al. 2010, Pompili et al. 2012, 2015). Allerdings weisen auch an ALS Erkrankte eine deutliche erhöhte Suizidalität auf, obwohl sie keine oder nur moderat erhöhte Werte für eine Depression zeigen (Carvalho et al. 2016). ► Tab. A 2.1 gibt einen Überblick über den Forschungsstand zur erhöhten Suizidalität bei neurologischen Grunderkrankungen.

**Tab. A 2.1:** Erhöhte Suizidalität bei neurologischen Erkrankungen

| Befund | Quelle |
|---|---|
| **Amyothrophe Lateralsklerose (ALS)** | |
| ca. 6 × erhöhte Suizidalität im Vergleich zur Normalbevölkerung | Fang et al. 2008 |
| besonders erhöht bei jüngeren Patientinnen und Patienten nach erster Hospitalisierungsphase | Fang et al. 2008 |
| **Schlaganfall** | |
| erhöhte Suizidalität (< 50 Jahre) | Teasdale und Engberg 2001 |
| von 86 skandinavischen Suizidenten ($\geq$ 65 Jahre) 15 % neurologische Grunderkrankungen (9 % Schlaganfall) versus 10 % neurologische Grunderkrankungen (7 % Schlaganfall) in einer Vergleichspopulation | Rubenowitz et al. 2001 |
| Risikofaktor Hochaltrigkeit (> 90 Jahre): 22 % hochaltriger Suizidenten (> 90 Jahre) an Schlaganfall erkrankt | Fassberg et al. 2013 |
| in der Akutphase (< 4 Tage) nach einem Schlaganfall berichten 22 % der Betroffenen über konkrete Suizidpläne | Santos et al. 2012 |
| **Parkinsonsyndrom** | |
| von mehr als 100 Parkinsonpatienten berichten 23 % Suizidgedanken | Kostić et al. 2010 |
| Suizidgedanken bei Parkinsonpatienten korrelieren mit Depression, Psychose und Hoffnungslosigkeit | Kostić et al. 2010 |
| Suizidrate bei Parkinsonpatienten 5,3 × so hoch wie erwartet | Kostić et al. 2010 |
| erhöhtes Suizidrisiko bei Parkinsonpatienten, die eine tiefe Hirnstimulation aufweisen (v. a. bei mehreren aufeinanderfolgenden Operationen zur tiefen Hirnstimulation oder bei Depressionen in der Vorgeschichte) | Burkhard et al. 2004 |

**Tab. A 2.1:** Erhöhte Suizidalität bei neurologischen Erkrankungen – Fortsetzung

| Befund | Quelle |
|---|---|
| **Multiple Sklerose (MS)** | |
| Suizidraten bei Menschen mit MS 2–7,5fach erhöht gegenüber der Normalbevölkerung | Sadovnick et al. 1991, Brønnum-Hansen et al. 2005, Manouchehrinia et al. 2016 |
| besondere Vulnerabilität im ersten Jahr nach Diagnosestellung | Brønnum-Hansen et al. 2005 |
| Risikofaktoren: depressive Symptomatik, soziale Isolierung, progressive Erkrankungsform, niedriges Einkommen, ausgeprägte physische Einschränkungen, niedrigeres Alter als die Gesamtpopulation der untersuchten MS-Patienten | Pompili et al. 2015 |
| Suizid ist die dritthäufigste Todesursache unter Patientinnen und Patienten mit MS | Sadovnick et al. 1991 |
| Suizid wird von den Ärztinnen und Ärzten, die bei einem Drittel ihrer MS-Patientinnen und -Patienten deren Todesursache kannten, als zweithäufigste Todesursache angegeben | Kümpfel et al. 2007 |
| 22,1 % der schwer an MS Erkrankten haben suizidale Gedanken | Strupp et al. 2016 |

30–60 % der von neurologisch Erkrankungen wie ALS und MS Betroffenen haben einen *Wunsch nach vorzeitigem Tod* und interessieren sich prinzipiell dafür, wie sie ihr Leben verkürzen könnten, ärztlich assistierter Suizid und Tötung auf Verlangen eingeschlossen (Berkman et al. 1999, Rabkin et al. 2000, Achille und Ogloff 2004, Stutzki et al. 2014, Rousseau et al. 2015). Es konnte beobachtet werden, dass dabei der Wunsch z. B. bei von ALS oder Locked-in-Syndrom Betroffenen (meist nach Schlaganfall) im Verlauf stabil bleibt oder auch abnimmt (Lulé et al. 2014, Stutzki et al. 2014,

A 2.2 Einflussfaktoren auf Todeswünsche

Rousseau et al. 2015), wobei hierbei grundsätzlich zu berücksichtigen ist, dass im zeitlichen Verlauf wegen bereits eingetretenen Todes nicht alle Studienteilnehmenden zu Folgezeitpunkten befragt werden konnten. Allerdings findet man in der frühen Phase einer neurologischen Erkrankung tendenziell einen stärker ausgeprägten Wunsch nach vorzeitigem Tod (z. B. bei MS oder Schlaganfall) als im weiteren Verlauf (Berkman et al. 1999, Pompili et al. 2015). Ferner wurde bei an ALS Erkrankten untersucht, dass der Wunsch nach lebenserhaltenden Maßnahmen (wie z. B. nach Anlage einer Perkutanen endogastralen Sonde (PEG), Anpassung einer nicht-invasiven Beatmung) im zeitlichen Verlauf zunahm (Lulé et al. 2014, Stutzki et al. 2014). Dieser Wunsch war bei den Angehörigen ausgeprägter als bei den Patientinnen und Patienten selbst. Die letztendliche Umsetzung eines Todeswunsches (z. B. durch Beendigung lebenserhaltener Maßnahmen oder Inanspruchnahme von ärztlich assistiertem Suizid oder Tötung auf Verlangen) erfolgt dann deutlich seltener (Berkman et al. 1999, Ganzini et al. 1999, Rabkin et al. 2000, Lulé et al. 2014, Maessen et al. 2014), d. h., z. B. wie oben beschrieben: 0,6–2,5 % Männer, die an neurologischen Erkrankungen litten, kamen durch ärztlich assistierten Suizid ums Leben (Steck et al. 2014). Von 102 Patientinnen und Patienten, die in Oregon durch Pflegepersonal begleitet wurden, als sie Nahrung und Flüssigkeitsaufnahme beendeten, litten 23 % unter einer neurologischen Erkrankung (Ganzini et al. 2008). Der Anteil neurologisch Erkrankter, die in Oregon durch ärztlich assistierten Suizid verstarb, war mit ca. 7 % dreimal so niedrig.

## A 2.2 Einflussfaktoren auf Todeswünsche bei Menschen mit neurologischen Erkrankungen

Die insgesamt in der Literatur benannten *Gründe* für einen Wunsch nach vorzeitigem Tode (ohne diesen dann unbedingt auch umzusetzen) finden sich in ▶ Abb. A 2.1 zusammengefasst (Ganzini et al. 2002, Monforte-Royo et al. 2011, Royal College of Nursing 2011). Darin sind hell (Wunsch kleiner als bei 40 %) und dunkel diejenigen Gründe (Wunsch größer als bei 40 %) unterlegt, die in Oregon bezogen auf den Zeitraum von 1998–2020 beim »Death of Dignity act« am häufigsten für die Durchführung eines ärztlich assistierten Suizids angegeben wurden: Autonomieverlust (91 %), schwindende Fähigkeit, an Aktivitäten teilzunehmen, die Freude machen (89 %), Verlust der Würde (77 %), Verlust der Kontrolle über Körperfunktionen (47 %), Belastung von Familie und Freunden (42 %), Angst vor Schmerzen und anderen belastenden Symptomen (26 %) (Death with Dignity Act 1998–2021).

Dabei fällt auf, dass die für den ärztlich assistierten Suizid besonders häufig angegebenen Gründe gerade bei neurologisch Erkrankten eine große Rolle spielen, da sie wegen ihrer fortschreitenden neurologischen Ausfälle zwangsläufig und bei chronischen Erkrankungsverläufen über einen langen Zeitraum (Monate, Jahre) einen Kontroll- und Autonomieverlust, eine Einbuße ehemaliger Alltagsaktivitäten sowie einen erlebten Verlust von Würde erfahren. Hierzu passend sind auch Untersuchungen aus der Schweiz (Fischer et al. 2009), bei denen von neurologischen Patientinnen und Patienten in den Jahren 2001–2004 als Hauptgründe für die Inanspruchnahme des ärztlich assistierten Suizids neurologische Symptome (56 %), Langzeitpflegebedürftigkeit (56 %) und Immobilität (38 %) angegeben wurden; Schmerzen und Luftnot wurden von 34 % bzw. 28 % genannt. Für den Fall unbeherrschbarer Schmerzen erwogen 7 % der Befragten einen Suizid, 65 % eine Assistenz beim Sterben (Marrie et al. 2017).

Die tatsächliche Durchführung des ärztlich assistierten Suizids findet häufiger bei jüngeren neurologischen Patientinnen und Patienten statt. Frauen, die an ALS und MS erkrankt waren, nahmen sich in der Schweiz häufiger durch assistierten Suizid das Leben als Männer (bei Parkinsonsyndromen gab es keinen Geschlechterunterschied), und bei MS war die Rate des ärztlich assistierten Suizids so hoch wie bei keiner anderen Erkrankung (Steck et al. 2014,

## A 2.2 Einflussfaktoren auf Todeswünsche

| physisches Leid | psychischer Stress | soziale Faktoren | existenzielle Not |
|---|---|---|---|
| Furcht vor Schmerzen | Hoffnungslosigkeit | Belastung anderer (Familie/Freunde) | Autonomieverlust |
| Furcht vor nicht beherrschbaren Symptomen | Depression | fehlender sozialer Halt | Verlust der Funktionsfähigkeit |
| Erschöpfung | Angst (vor der Zukunft, vor Konsequenzen, vor einer Behandlung/ Nichtbehandlung) | soziale Isolation | Kontrollverlust (über eigene Körperfunktionen, über das Sterben) |
| Abnahme körperlicher und geistiger Fähigkeiten | | fehlende Anteilnahme an Alltagsaktivitäten, die Freude bereiten | Verlust der sozialen Rolle |
| | | | Verlust von Würde |
| | | | Lebenssinnverlust |

**Abb. A 2.1:** Gründe für einen Wunsch nach vorzeitigem Tod; bzw. in hell und dunkel unterlegt die häufigsten Gründe, die für die in Inanspruchnahme eines ärztlichen assistierten Suizids in Oregon angegeben wurden (Death with Dignity Act 1998–2021, Ganzini et al. 2002, Monforte-Royo et al. 2011, Royal College of Nursing 2011)

2016). Außerdem scheinen z. B. bei ALS Faktoren wie bessere Bildung, gering ausgeprägte Religiosität und der Wunsch zu Hause zu sterben mit der Durchführung eines ärztlich assistierten Suizids in Zusammenhang zu stehen, während dies für Symptome einer Depressivität oder die Qualität der Pflege nicht zutraf (Maessen et al. 2009, 2014). So wurde bei ALS-Patientinnen und -Patienten eine Depression in 11 % (Maessen et al. 2009) bzw. 16 % (Maessen et al. 2014) berichtet, was gegenüber der Punktprävalenz einer Depression in Deutschland (ca. 10 %) zwar mäßig erhöht ist, sich jedoch nicht von dem Vorhandensein einer Depression in der Vergleichsgruppe unterschied, deren Mitglieder zwar schwer an ALS erkrankt waren, aber nicht ausdrücklich einen Wunsch nach ärztlich aussistiertem Suizid äußerten. Depressive Symptomatik (bei von MS- (Berkman et al. 1999) und ALS-Betroffenen (Rabkin et al. 2015) beispielsweise jeweils ca. 35 %), Angststörungen und das Gefühl der Hoffnungslosigkeit spielten jedoch unter neurologisch Erkrankten (MS, ALS, Schlaganfall, Parkinson) durchaus eine bedeutende Rolle, generell einen Wunsch nach vorzeitigem Tod, ärztlich assistierten Suizid oder Tötung auf Verlangen zu entwickeln (Berkman et al. 1999, Rabkin et al. 2000, Achille und Ogloff 2004, Kim et al. 2006, Ganzini et al. 2008), ebenso wie emotionale oder physische Belastungen oder weniger ausgeprägte Religiosität (Berkman et al. 1999). Bei der generellen Erwägung des Wunsches nach vorzeitigem Tod hatten z. B. bei MS Geschlecht, Alter, Vorhandensein von Kindern (zwischen 5–18 Jahren) hingegen keinen Einfluss. Es gilt also zu unterscheiden zwischen denjenigen, die einen ärztlich assistierten Suizid erwägen und denjenigen, die ihn tatsächlich umsetzen.

Die Religiosität scheint bei neurologisch Erkrankten sowohl einen generellen Wunsch nach vorzeitigem Tod als auch die tatsächliche Inanspruchnahme eines solchen Angebotes zu reduzieren. Bei Menschen, die an fortgeschrittenen gastrointestinalen Tumoren und Lungenkarzinomen erkrankt sind und einen Wunsch nach vorzeitigem Tod äußern, wurde auch als ein wesentlicher Punkt, der den Wunsch nach vorzeitigem Tod beeinflusst, Religiosität identifiziert. In einem daraus entwickelten Modell zur Beeinflussung des Wunsches nach vorzeitigem Tod wurde dargestellt, dass ein Zuwachs an Religiosität Hoffnungslosigkeit reduziert und hierüber auch den Wunsch nach vorzeitigem Tod mindert (Rodin et al. 2009).

## A 2.3 Der Umgang Versorgender mit den Themen Sterben und Tod

*Ärztinnen und Ärzte* sprechen das Thema Patientenverfügung erst kurz vor dem Tod ihrer Patientinnen und Patienten oder auch gar nicht an (Borasio et al. 2004, Burchardi et al. 2005). Dies steht im Widerspruch zu den Wünschen neurologisch Erkrankter und auch deren Angehöriger: So wissen wir beispielsweise von MS-Erkrankten, dass diese sich von ihren Ärztinnen und Ärzten wünschen, über Zukunftsszenarien wie Krankheitsprogress, Tod und Sterben oder auch über Vorsorgeplanungen zu sprechen und dass sie dies als entlastend erleben (Buecken et al. 2012, Köpke et al. 2019). Auch Angehörige von MS-Erkrankten äußerten den Wunsch, über krankheitskritische Aspekte mit den behandelnden Ärztinnen und Ärzten zu sprechen, da sie sich selbst auch auf die damit für sie verbundenen schweren Zeiten des Abschieds und der Neuorganisation vorbereiten müssen (Golla et al. 2015). Ferner scheinen Ärztinnen und Ärzte sich zu scheuen, sich mit ihren neurologischen Patientinnen und Patienten überhaupt auf ein Gespräch über einen Wunsch nach vorzeitigem Tod einzulassen, obwohl diese es wünschen. So bleiben die Betroffenen allein mit diesen Wünschen zurück oder teilen sie ggf. ihren Angehörigen mit (Bascom und Tolle 2002, Pasman et al. 2013, Stutzki et al. 2014, Golla et al. 2015).

Einstellungen zu ärztlich assistierten Suizid sind unter Ärztinnen und Ärzten je nach Landesgesetzgebung durchaus unterschiedlich. Unter führenden deutschen Neurologinnen und Neurologen waren 25 % von ihren MS-Patientinnen und -Patienten schon auf assistierten Suizid angesprochen worden; knapp 80 % antworteten, ärztlich assistierten Suizid strikt abzulehnen, aber knapp 50 % meinten, einen solchen durchaus nachvollziehen zu können, wenn MS-Erkrankte sich unter bestimmten physischen und kognitiven Beeinträchtigungen suizidieren würden (Kümpfel et al. 2007). Unter deutschen neurologischen Chefärztinnen und Chefärzten lehnten 64 % die Legalisierung ärztlich assistierten Suizids ab, für 53 %

galt dies auch für terminal Erkrankte (Borasio et al. 2004). Eine Mehrheit deutscher Ärztinnen und Ärzte sprach sich allerdings dafür aus, dass es akzeptiert werden müsse, wenn MS- oder ALS-Erkrankte keine weitere Therapie mehr wünschten (Borasio et al. 2004). Nach Legalisierung des ärztlich assistierten Suizids in Kanada im Jahr 2015 sprachen sich mehrheitlich Ärztinnen, Ärzte und andere Berufsgruppen, die für ALS-Erkrankte sorgten, für die geänderte Gesetzgebung aus und empfanden es als gerechtfertigt, dass mäßig oder hochgradig betroffene ALS-Erkrankte Zugang zum ärztlich assistierten Suizid haben sollten. Die befragten Ärztinnen und Ärzte sahen sich jedoch nicht in der Lage dazu, selbst den Suzid zu assistieren, sondern wünschten eine zweite Meinung, einschließlich einer psychiatrischen Einschätzung und eine Durchführung durch einen unabhängigen Dritten (Abrahao et al. 2016). Ein entscheidender Punkt hier scheint also zu sein, dass es einen Unterschied gibt bzgl. des Zugestehens eines Wunsches nach ärztlich assistiertem Suizid und der Vorstellung, selbst diesbezüglich tätig zu werden, möglicherweise da – auch wenn ethisch und moralisch von Ärtzinnen und Ärzten als korrekt eingestuft – die eigene Involviertheit mit einer hohen emotionalen Belastung verbunden ist. Eine solche Belastung wird beispielsweise schon allein angegeben, wenn eine nicht-invasive Beatmung eines ALS-Erkrankten beendet wird, was in den meisten Ländern im Gegensatz zum ärztlich assistierten Suizid als zugelassene Beendigung lebenserhaltener Maßnahmen (Sterben zulassen) erlaubt ist; in einer Studie unter Ärztinnen und Ärzten aus Großbritannien gaben diese eine starke emotionale Belastung bei Beatmungsbeendigung an (auf einer Skala von 0–10 ≥ 7) (Faull et al. 2014). Als belastend werden dabei neben gesetzlichen, ethischen und moralischen Aspekten auch die intensiven, z.T. kontroversen Diskussionen hierüber mit den Betroffenen und deren Familienmitgliedern sowie mit Kolleginnen und Kollegen beschrieben, die keine validen Kenntnisse darüber hätten, was Einstellung von Therapiemaßnahmen im Vergleich zu ärztlich assistiertem Suizid bedeuten (Phelps et al. 2017).

Der Leitfaden der European Academy of Neurology and European Association of Palliative Care zur Palliativversorgung bei MS (Solari et al. 2020) empfiehlt die Ermutigung der Patientinnen und Patienten, ihre Wünsche bezüglich eines Todeswunsches bzw. nach einem beschleunigten Tod auszusprechen. Gleichzeitig sollen sich die Versorgenden über die Risikofaktoren von Todeswünschen bewusst sein und einen adäqauten Umgang mit ihnen erlernen.

## A 2.4 Angehörige

Angehörige und außenstehende Gesunde schätzen das Leid neurologisch Erkrankter und einen daraus resultierenden Wunsch nach vorzeitigem Tod z. T. höher bzw. häufiger ein, als die Erkrankten selbst dies äußerten, d. h., sie wünschten sich häufiger (47 %) als die Erkrankten (36 %), dass das Leben derselben beendet werden solle (Ferrand et al. 2012). Ebenso riefen bei der anonymen Telefonhotline der »Society for the Right to Die« mehrheitlich nicht die Erkrankten selbst, sondern andere Menschen, überwiegend Zu- oder Angehörige an, und von diesen wurde es so eingeschätzt, dass ca. 30 % der Erkrankten, für die sie anriefen, nicht in der Lage waren, selbst Entscheidungen zu treffen (Ahronheim und Davol 1999). In Bezug auf ALS schätzen Gesunde Depressivität höher und Lebensqualität von ALS-Erkrankten niedriger ein als diese es selbst tun; diese Tendenz ist umso stärker, je depressiver sie selbst sind bzw. je niedriger ihre eigene Lebensqualität ist. Ebenso wird der Wunsch nach vorzeitigem Todeswunsch von ALS-Erkrankten durch gesunde Menschen ohne Erfahrung mit ALS höher eingeschätzt als von den Betroffenen selbst (Lulé et al. 2013).

Obwohl Angehörige im zeitlichen Verlauf einen größeren Wunsch nach lebenserhaltenen Maßnahmen (PEG-Anlage, Anpassung einer nichtinvasiven Beatmung) aufweisen als ALS-Erkrankte selbst (Stutzki et al. 2012, Lulé et al. 2014, Stutzki et al. 2014), können sie sich auf der anderen Seite, im Krankheitsverlauf zunehmend (70 % vs. im Verlauf 90 %), vorstellen, ihrem an ALS erkrankten Angehörigen ein tödliches Medikament zu verabreichen (45 % vs. 67 %), wenn dieser sie darum bitten würde (Stutzki et al. 2014). Diese Ambivalenz ist ein Hinweis auf ihre schwierige emotionale Lage, in der sie auf der einen Seite ihre nahen Angehörigen nicht verlieren möchten, auf der anderen Seite sich ihnen aber auch verpflichtet fühlen, sollten diese einen konkreten Wunsch nach Tötung auf Verlangen an sie herantragen. Die Belastung Angehöriger kann so groß sein kann, dass sie z. B. bei der Pflege von ALS-Erkrankten selbst einen Wunsch nach vorzeitigem Tod entwickeln können (Whitehead et al. 2012).

## Danksagung

Unser Dank gilt Frau Vanessa Köneke für ihre Unterstützung bei der Literaturrecherche für dieses Buchkapitel.

# A 3

## Todeswünsche in der Geriatrie

Jennifer Peschmann und Reinhard Lindner

## A 3.1 Altern und Alter

Im Jahr 2019 starben in Deutschland insgesamt 9.041 Personen durch Suizid – über 25 Personen pro Tag. Das durchschnittliche Alter von Männern lag zum Zeitpunkt des Suizides bei 58,2 Jahren. Frauen waren im Durchschnitt 59,7 Jahre alt (Statistisches Bundesamt 2021). Die Suizidraten steigen mit voranschreitendem Alter deutlich an: liegen sie bis zum Alter von 45 Jahren noch unter dem Bundesdurchschnitt, steigen sie bis zum 70. Lebensjahr auf rund 16 je 100.000 an, um schließlich in der Altersgruppe der über

85-Jährigen auf über 35 je 100.000 anzuwachsen (Statista Research Department 2021). Schon die Gruppe der über 60-jährigen Menschen weist eine doppelt so hohe Suizidrate verglichen mit der Gesamtbevölkerung auf (Schmidtke et al. 2009). Spezifische Schwierigkeiten in der Klassifizierung untermauern die Annahme einer erheblichen Dunkelziffer (Lindner 2012).

Laut Angaben des Bundesministeriums für Familie, Senioren, Frauen und Jugend (BMFSFJ) ist in Deutschland mit einer Zunahme der über 65-Jährigen um 54 % und der über 80-Jährigen um 174 % bis zum Jahr 2050 zu rechnen. Ihr Bevölkerungsanteil wird dann voraussichtlich 30 % bzw. 12 % betragen (BMFSJF 2006). Hauptgründe für diese Entwicklung liegen im Anstieg der Lebenserwartung, in der geringen Geburtenrate und im Zu- und Abwanderungsverhältnis in der Bevölkerung.

Hinsichtlich des Alternsprozesses bestehen große individuelle Unterschiede, sowohl im Verlauf als auch in der Ausprägung. Altern ist gekennzeichnet durch Plastizität, Variabilität und in hohem Maße durch biografische Individualität (Baltes 2007). Zunehmend wird vom sog. differenziellen Altern gesprochen. Genetische, gesellschaftlich-kulturelle und psychologische Prozesse wirken zusammen mit Zufallsprozessen (Erlemeier und Sperling 2014).

Aus gerontologischer und geriatrischer Perspektive wird zwischen dem dritten und dem vierten Lebensalter unterschieden. Während das dritte Lebensalter – welches etwa den Altersabschnitt zwischen 60 und 75 bis 80 umfasst – bei vielen Menschen durch körperliche und geistige Funktionsfähigkeit sowie durch vielfältige Aktivitäten und Handlungsmöglichkeiten gekennzeichnet ist, ist das vierte Alter jenseits der 80 Jahre oft durch eine Zunahme der körperlichen und psychischen Krankheitsanfälligkeit und -häufigkeit charakterisiert. Hilfe- und Pflegebedürftigkeit werden wahrscheinlicher. Die Betroffenen sind zunehmend dazu aufgefordert, sich mit der Abnahme geistiger Fähigkeiten und sozialer Beziehungen sowie mit einer Zunahme an Verlusten auseinanderzusetzen.

Das subjektive Erleben von Belastungen trägt stärker zu Altersbeschwerden bei als die Einschätzung des objektiven Belastungsgrades. Der Umgang mit Belastungen, mit körperlichen und psychischen Störungen und das subjektive Wohlbefinden wird stark beeinflusst durch lebensgeschichtliche Vorerfahrungen. Einige Menschen entwickeln aufgrund der zunehmenden Abbauprozesse, Einschränkungen und Verluste im körperlichen und psychosozialen Bereich Todeswünsche. Diese entstehen demnach nicht nur kurz vor dem Lebensende, sondern können in sehr verschiedenen Situationen des Alterns und des Alters auftreten (Erlemeier und Sperling 2014).

## A 3.2 Grundcharakteristika der Geriatrie

Die Geriatrie ist die Medizin des Alterns und des alten Menschen (v. Renteln-Kruse 2009, Pantel et al. 2014). Im Unterschied zu vielen anderen medizinischen Disziplinen bilden nicht spezifische Erkrankungen sowie deren Diagnostik und Behandlung das Zentrum dieses Faches. Vielmehr sind es geriatrische Syndrome – zumeist bei Menschen über 80 Jahren – die durch das komplexe Zusammenwirken einer Vielzahl zeitgleich bestehender Erkrankungen den Behandlungsbedarf des Einzelnen herausstellen.

Geriatrische Syndrome sind u. a. Immobilität, Sturzneigung, Inkontinenz, Mangelernährung, iatrogene Schädigung, Dekubitus, verminderte Wundheilung, Depressivität und kognitive Einschränkungen. Dabei liegt das Hauptaugenmerk auf den Symptomclustern, die zu Einschränkungen von Alltagsaktivitäten führen. Somit basiert die Geriatrie auf einem biopsychosozialen Krankheitsmodell, das bewusst die psychosozialen Syndrome Suizidalität, Verwirrtheit, Vergesslichkeit und Depressivität miteinschließt (Bollheimer und Lüttje 2014).

Geriatrische Behandlungen sind multimethodisch und multiprofessionell.

Die in der Altersmedizin und in der Geriatrie agierenden Berufsgruppen bewegen sich stets im Spannungsfeld zwischen der Förderung der Selbstständigkeit und Autonomie einerseits und der Gewährleistung von Schutz und Unterstützung andererseits, wenn die alten Menschen dies nicht mehr selbst gewährleisten können (Frühwald 2014). Sowohl Gesundung, Heilung, Besserung und Zugewinn an Unabhängigkeit und Lebensqualität als auch Sterben und Tod, Abhängigkeit und Verletzlichkeit sind relevante Entitäten der geriatrischen Arbeit.

Gerade in der palliativen Geriatrie spielt dann die Interaktion mit – z. T. auch bereits an der Schwelle des Alters stehenden oder betagten – Angehörigen eine besonders wichtige Rolle.

## A 3.3 Einflussfaktoren für Suizidalität und Todeswünsche im Alter

### A 3.3.1 Körperliche Veränderungen und Erkrankungen

Eine gute funktionale Gesundheit in Zusammenwirken mit günstigen Umweltbedingungen und Unterstützungssystemen bestimmt das Ausmaß an Selbstständigkeit in der Lebensführung entscheidend mit. Mit zunehmendem Alter ist der körperliche Gesundheitszustand jedoch durch eine erhöhte Morbidität und Multimorbidität sowie durch chronische Verläufe von Erkrankungen gekennzeichnet. Zu den häufigsten funktionalen Schwierigkeiten, welche das Alltagsleben und die Kommunikation mit anderen erschweren und so Isolation und Vereinsamung fördern, gehören sensorische Einschränkungen, besonders des Sehens und des Hörens. Auch Mobilitätsdefizite können die Teilhabe am sozialen Leben und die Selbstständigkeit im Bereich der Alltagsverrichtungen negativ beeinflussen (Erlemeier und Sperling 2014).

## A 3.3.2 Psychische Veränderungen und Suizidalität

Die Kompetenz zur Nutzung von bewährtem Erfahrungswissen bleibt bei älteren, geistig gesunden Menschen in der Regel erhalten. Im Rahmen natürlicher Veränderungsprozesse kommt es jedoch nicht selten zu einer Reduktion der Fähigkeit zur Aufnahme neuer, abstrakter Informationen und zur Ausgestaltung sozialer Beziehungen. Auch die emotionale Flexibilität verändert sich im Alternsprozess (Peters et al. 2019). Ferner wird die Koordination mehrerer zeitgleicher Wahrnehmungs- und Handlungsweisen von alten und hochbetagten Menschen häufig als schwierig beschrieben. Beispielhaft genannt werden kann hier die Teilnahme am Straßenverkehr.

Rund 25 % der ≥ 65-Jährigen leidet an einer psychischen Erkrankung. Subdiagnostische Störungen und Verstimmung sind bei der genannten Altersgruppe jedoch häufiger zu verzeichnen als schwere Depressionen. Somatische Beschwerden und Erkrankungen, die sich durch Schmerzzustände und Einschränkungen in der täglichen Verrichtung äußern, gehen oft mit psychischen Belastungen einher (Erlemeier und Sperling 2014). Es besteht ferner eine Neigung zu Befindlichkeitsstörungen, zu ängstlicher Klagsamkeit, verbunden mit Todeswünschen, verortet zwischen Lebenssattheit und Lebensmüdigkeit, die (direkt oder indirekt) mit selbstschädigenden Verhaltensweisen einhergehen können.

Suizidalität ist ein Phänomen, das grundsätzlich bei jeder psychischen Erkrankung vorkommen kann. In psychologischen Autopsie-Studien fanden sich bei 50–80 % der älteren Suizidenten jedoch affektive Störungen (Henriksson et al. 1995). Das Risiko für Suizidalität steigt, wenn sich kritische Lebensereignisse im Alter zu häufen beginnen. Hierunter fallen beispielsweise Verwitwung und Scheidung, frühe Stadien einer Demenzerkrankung, akute und chronische Leiden, Einbußen in der Alltagskompetenz, ökonomische Einbußen, Verlusterfahrungen, Einsamkeit sowie belastende Beziehungen (Erlemeier und Sperling 2014).

5–30 % der stationär-geriatrisch zu behandelnden Menschen sind lebensmüde oder suizidal (Burkhardt et al. 2003, Sperling et al. 2009). Suizidale Verhaltensweisen reichen von dem Gedanken, dass das Leben nicht mehr lebenswert sei bis hin zu konkret ausgestalteten Suizidplänen. Lebensmüdigkeit und Todeswünsche sind Formen der Suizidalität mit geringem Handlungsdruck, was jedoch einen hohen Leidensdruck nicht ausschließt.

Der Übergang zur Suizidalität im eigentlichen Sinne ist beim Auftauchen von Wünschen zu sehen, den eigenen Tod selbst aktiv herbeizuführen. Dies kann – mit zunehmender kognitiver Einengung und zunehmenden Handlungsdruck – zu Suizidversuchen und zum Suizid führen.

Bis jetzt ist empirisch noch nicht abschließend geklärt, ob die Gruppe Älterer, welche unter Lebensmüdigkeit und Todeswünschen leidet, auch eine Risikogruppe für Suizid darstellt (Sperling et al. 2009). Eine quantitative, repräsentative Studie von Hartog et al. (2020) mit über 32.477 Teilnehmenden in Holland, welche nicht unter schweren Erkrankungen litten, ergab einen passiven, anhaltenden Todeswunsch bei 0,44 % ($n = 93$) der Befragten. 0,73 % ($n = 155$) berichteten von einem *aktiven* Todeswunsch und 0,09 % ($n = 19$) der Untersuchungsgruppe wiesen einen persistierenden, nicht weiter klassifizierbaren Todeswunsch auf. Ein Drittel der Menschen aus der Gruppe mit aktiven Todeswunsch hatte nach eigener Angabe bereits konkrete Pläne oder Schritte bezüglich ihres Todeswunsches unternommen. Von einem Suizidversuch berichteten wiederum 0,7 % der Gesamtgruppe der Menschen mit Todeswunsch. In der Studie nicht berücksichtigt wurden Menschen, welche unter schweren Erkrankungen litten. Es ist zu vermuten, dass die Zahl der Betroffenen in einem solchen Sample größer ausfallen würde.

Auslöser von Suizidalität sind im Alter besonders Verluste, Trennungen, interpersonelle Konflikte und psychosoziale Folgen körperlicher Erkrankungen (Lindner et al. 2014, Hartog et al. 2020). Aus psychoanalytischer Perspektive führen die zumeist bewussten Auslöser für Suizidalität zu einer Lockerung von bisher wirkungs-

## A 3.3 Einflussfaktoren für Suizidalität und Todeswünsche im Alter

vollen Abwehrmechanismen und zu einer Reaktualisierung intrapsychischer Konflikte um Aggression und Autonomie bzw. dyadischen Beziehungserfahrungen (Gerisch et al. 2000). Lebensmüdigkeit und Suizidalität sind, wie Studien zeigten, bei einem Teil der Betroffenen im Lauf der geriatrischen Behandlung jedoch innerhalb eines kurzen Zeitraums und abhängig von der Besserung der körperlichen und psychischen Beschwerden veränderbar (Sperling et al. 2009).

Eine spezifische Form des Todeswunsches ist der Wunsch nach assistiertem Suizid. Es handelt sich um eine Form der Suizidalität, bei der die Tatherrschaft bei den suizidalen Personen liegt, das suizidale Geschehen jedoch andere Menschen miteinbeziehen kann: als Gewährende, Suizidmittel bereitstellende Helfende, aber auch als Angehörige, die zur Akzeptanz bzw. zur Zustimmung und Begleitung im Geschehen gebracht werden. Während also der Suizid oftmals eine Abwendung aus Beziehungen bedeutet, ist beim assistierten Suizid – besonders bei der Tötung auf Verlangen – Zustimmung durch und Interaktion mit anderen Menschen ein essenzieller Bestandteil des Geschehens. Dies kann durch die Hypothese gestützt werden, dass sich im assistierten Suizid eine Psychodynamik äußert, die zugleich für das Sterben als auch für den Suizid typisch ist: Beim Sterben, so der französische Psychoanalytiker Michel de M'Uzan (2013), kommen sowohl eine libidinöse Expansion, d. h. eine starke emotionale Aufladung von Beziehungen vor, als auch eine Intensivierung von Beziehungen, wodurch die katastrophale Erfahrung des Objektverlusts im Sterben abgewehrt wird. Der Wunsch beim Suizid zu assistieren erscheint dann als ein besonders intensives emotionales Aufladen von Beziehungen durch die vom Anderen gewährte »Sterbehilfe«.

In einer Online-Befragung von Mitgliedern der Deutschen Gesellschaft für Geriatrie zu ihren Erfahrungen mit Suizid im klinischen Alltag kannte die überwiegende Mehrheit der befragten Geriaterinnen und Geriater von Suizidalität betroffene Patientinnen und Patienten. Einen Suizidversuch hatte mindestens die Hälfte der Befragten im beruflichen Kontext erlebt. Mit der konkreten

Bitte um Sterbehilfe wurden 35,2 % der Befragten ein- bis fünfmal in den letzten zwölf Monaten konfrontiert. Ein Bedürfnis nach mehr Kompetenz und Fortbildung formulierten im Vergleich mit psychologisch ausgebildeten Personen insbesondere die Medizinerinnen und Mediziner (Gruber 2019).

### A 3.3.3 Soziale Beziehungen und Teilhabe

Partnerschaften, Freundschaften und die Familie gewinnen im Alter an zentraler Bedeutung. Auch die emotionale Qualität der Kontakte wird mit zunehmenden Alter immer wichtiger, aber auch vulnerabler, sodass als anstrengend erlebte Beziehungen eher in Frage gestellt werden (Erlemeier und Sperling 2014). Der Mangel an vertraulichen Gesprächen und emotionalem Austausch, häufig ausgelöst durch Verlusterfahrungen, führt im Alter oft zu Einsamkeitsgefühlen, die sich zu einer Krise ausweiten können, wenn auch bestehende Kontakte als eher brüchig und konfliktlastig erlebt werden (Erlemeier und Sperling 2014, Stoppe 2015). Konflikthafte, ambivalente, interpersonelle Beziehungen – seien sie in langen Partnerschaften oder intergenerational mit den Kindern – spielen eine wichtige Rolle bei der Entstehung von Suizidalität im Alter (Lindner 2010, 2012). Auch alte und hochbetagte Männer, geschieden, verwitwet und/oder alleinlebend, mit wenig sozialen Kontakten, sind besonders gefährdet, Suizidalität zu entwickeln (Canetto 1991, 1994).

Ein vertrauensvolles innerfamiliäres Netzwerk stellt in diesem Zusammenhang eine wichtige Ressource zur Suizidprävention dar und wird von Betroffenen gegenüber anderen Unterstützungsleistungen meist vorgezogen (Erlemeier und Sperling 2014, Lindner et al. 2014).

## A 3.4 Forschungsergebnisse zur Suizidalität im Alter

Trotz der bekannten Verbindung von körperlicher Erkrankung und Suizidalität im Alter ist die Erforschung sowie die klinische Versorgung Suizidaler in der Geriatrie nicht ausreichend (Lindner 2012). Mit Hilfe eines semistrukturierten Interviews untersuchten Lindner et al. (2014) intrapsychische und psychosoziale Bedingungen von 20 akut suizidalen klinisch-geriatrischen Behandlungsbedürftigen im Alter von durchschnittlich 80 Jahren und 20 randomisierten, nicht-suizidalen Kontrollpersonen in medizinischer Behandlung. In einer altersadjustierten operationalisierten Erfassung von Depressivität und Angst (HADS-2, vgl. AMDP & CIPS 1990) zeigte sich eine signifikant höhere Depressivität bei suizidalen alten Menschen. Die Erfahrung körperlicher Erkrankungen, welche die Mobilität und Autonomie einschränkten, übernahm in der Gruppe der multimorbiden geriatrischen Studienteilnehmenden eine führende, Suizidalität auslösende Funktion, gefolgt von interpersonellen Konflikten. Ein signifikanter Unterschied fand sich darin, wie die Teilnehmenden die Beziehungen zu den ihnen wichtigen Menschen bewerteten. Befragt nach den Beziehungen zu den wichtigsten Personen in Kindheit, Erwachsenenalter und jetzt im hohen Alter zeigten die Ratings, dass die suizidalen hochbetagten Menschen sowohl über bedeutsame Beziehungen in ihrer Kindheit als auch über ihre aktuellen Beziehungen signifikant negativer berichteten als die Vergleichsgruppe. Diese Ergebnisse stützen die Hypothese, dass selbst im hohen Alter die aktuellen Beziehungen durch die Beziehungserfahrungen aus Kindheit, Jugend und dem weiteren Leben noch beeinflusst werden. Zudem wird ein spezifisches Konfliktpotenzial deutlich: Die suizidalen Alten erleben sich zwar häufiger in konflikthaften Beziehungen zu ihnen wichtigen Menschen, sie wünschen sich aber, gerade mit diesen Personen über ihre Suizidalität sprechen zu können – und dies signifikant häufiger als mit Professionellen (Lindner 2020).

A Klinische Perspektiven

## A 3.5 Grundsätze und Formen der Beratung und Psychotherapie in der Geriatrie

Die Situation in der Geriatrie bezüglich des Redens über Lebensmüdigkeit, Todeswünsche und Suizidalität hat viele Ähnlichkeiten mit der in der Palliativmedizin (Kremeike et al. 2021): Das Gespräch über Lebensmüdigkeit und Suizidalität kann und sollte von allen Beteiligten des stationären geriatrischen Teams geführt werden. Das zentrale Prinzip dabei ist, sehr vorsichtig, nonverbal und versteckt vorgebrachte Gesprächsangebote zu beachten. Ferner sind geäußerte Suizidwünsche nicht abzutun, sondern als bedeutungsvolle Hinweise auf existenzielle Fragen und Konflikte der zu Behandelnden zu verstehen.

Wiewohl alle Professionellen demnach als potenzielle Ansprechpersonen fungieren sollten, so ist doch die Möglichkeit zum vertieften Gespräch, zur Beratung, Krisenintervention und Psychotherapie in der Geriatrie in den Professionen unterschiedlich verteilt. Der offene Austausch über Todeswünsche, Lebensmüdigkeit und Suizidalität sollte gerade deshalb ein fester Bestandteil der geriatrischen Teambesprechungen sein.

Zudem wurden im Zusammenhang mit Suizidalität in der Geriatrie spezialisierte Dienste erprobt und teilweise evaluiert (Lindner 2018), jedoch noch nicht flächendeckend eingeführt. Hierzu zählt bspw. ein gerontopsychosomatischer Konsiliar- und Liaisondienst, der ermöglicht, dass fachärztliche und psychotherapeutische Kompetenz täglich in die geriatrische Arbeit aller Beteiligten einfließt, da nicht nur die zu Behandelnden unterstützt werden, sondern auch das geriatrische Team im Alltag auf Station fallorientiert beraten wird.

Häufiger sind die konsiliarischen Unterstützungen durch die Ärzteschaft für Psychiatrie und Psychotherapie, die allerdings aufgrund der punktuellen Präsenz dieses Dienstes weniger effektiv erscheinen.

## A 3.5 Grundsätze und Formen der Beratung und Psychotherapie in der Geriatrie

Im ambulanten Bereich erweist sich die Psychotherapie zwar als wirksam in der Behandlung von Suizidalität und Depressivität, ist jedoch gerade bei suizidalen und lebensmüden multimorbiden Hochbetagten immer noch sehr selten. Obwohl durch die Kostenträger finanziert (Lindner 2017), findet sich immer noch zu wenig therapeutisches Fachpersonal, um diese mitunter belastenden Behandlungen durchzuführen. Ferner ist unter hochbetagten Personen der Widerstand gegen die stigmatisierend erlebten Gespräche immer noch gewichtig. Zentral sind auch Einschränkungen der Mobilität und der Multimortalität, die einen Besuch in der psychotherapeutischen Praxis für viele der betroffenen Menschen unmöglich machen. Allerdings konnten ermutigende Erfahrungen in der Anwendung der aufsuchenden Psychotherapie gemacht werden, gerade bei suizidalen, lebensmüden und sterbenden Hochaltrigen (Lindner und Sandner 2015). Eine breite Evaluation dieser Behandlungsformen steht aber noch aus.

Die Psychotherapie in der palliativen Versorgung ist zwar grundsätzlich erprobt und möglich, allerdings ist die Finanzierung psychologischer Dienste besonders in der spezialisierten ambulanten Palliativversorgung noch unzureichend. Hier besteht ein ganz ähnliches Bild wie in der stationären Geriatrie: die pauschalisierten Behandlungssätze sind – entgegen der eindeutig biopsychosozial und ganzheitlich ausgerichteten Behandlungsprinzipien – sehr auf eine rein körperliche Behandlung hin fokussiert.

Es bedarf eines eindeutigen Paradigmenwechsels und einer besseren finanziellen Ausstattung der psychotherapeutischen Dienste, um die Prävention von Lebensmüdigkeit, Suizidalität im hohen Alter und in der Nähe des Todes, angemessen ausgestalten zu können. Diese Form der Prävention ist zugleich als eine wichtige Prävention bzgl. der Wünsche nach assistiertem Suizid zu verstehen.

## A 3.6 Suizidprävention im Alter

Suizidprävention im Alter stellt eine gesamtgesellschaftliche Aufgabe dar, die nicht auf das Gesundheitssystem und seine Glieder, wie die Geriatrie oder die Palliativ- und Hospizarbeit, beschränkt sein kann. Die erhöhte Suizidgefährdung alter Menschen muss stärker als bisher als ein gesundheits- und versorgungspolitisches Problem wahrgenommen und behandelt werden.

Die meisten Menschen durchleben ihr Altwerden mit Hilfe innerer Anpassungskräfte und äußerer Unterstützung. Dennoch dürfen diejenigen nicht übersehen werden, die unter ihrem Alter so stark leiden, dass sie nicht mehr leben wollen. Sie zu erreichen, ihre Not zu erkennen und Entlastung zu schaffen, ist Ziel und Aufgabe der Suizidprävention.

Enttabuisierung des Suizids, Betonung des Selbstbestimmungsrechts und Hilfen beim Sterben sind gesellschaftlich zeitgemäße Anliegen. Zugleich müssen die Bedürfnisse nach Schutz, Halt und Verbindung anerkannt und beantwortet werden. Der Alterssuizid darf nicht als »sozial verträglich« toleriert und die Suizidprävention bei Älteren nicht vernachlässigt werden.

Bei jeder erkennbaren Suizidgefährdung alter Menschen müssen präventive und therapeutische Bemühungen den Vorrang vor jeglicher Form der Suizidbeihilfe haben.

Eine wichtige Aufgabe besteht darin, für alte Menschen in Krisen offen zu sein und ihnen mit einem breiten, leicht erreichbaren Angebot von Fachdiensten und Einrichtungen zur Seite zu stehen.

Suizidprävention im Alter hat die Versorgungskomplexität, der alte Menschen ausgesetzt sind, ins Kalkül zu ziehen. Es muss untersucht werden, welche Formen von Suizidalität in einzelnen (z. B. stationären) Versorgungseinrichtungen vorkommen und wie ihnen präventiv begegnet werden kann. Es ist dringend geboten, Forschungsprogramme zu entwickeln, um die Versorgungslage und Vorbeugung suizidaler Gefährdung alter Menschen genauer zu untersuchen und zu verbessern.

## A 3.6 Suizidprävention im Alter

Nicht zuletzt gilt es einen breiten gesellschaftlichen Diskurs zu befördern, der der Bedeutung der Lebensaufgaben des Alterns gerecht wird: Gerade im hohen Alter sieht sich der Mensch vor der Aufgabe, widersprüchliche Strebungen, Wünsche und Bedürfnisse in einem individuellen Prozess zu integrieren. Freiheit und Gebundenheit, Wandel und Beständigkeit, Endlichkeit und Transzendenz gilt es, lebend und sterbend zu bewältigen. Die Wahrnehmung der grundsätzlichen Begrenztheit der eigenen Lebenszeit ist eine Aufgabe, die jeder Mensch sich vergegenwärtigen und die als eine Leitlinie soziales Handeln auf allen gesellschaftlichen Ebenen mitbeeinflussen sollte (Arbeitsgruppe »Alte Menschen« im Nationalen Suizidpräventionsprogramm für Deutschland 2015, Schneider et al. 2021).

# A 4

---

## Todeswünsche bei Organersatzverfahren

Anna Lisa Westermair

## A 4.1 Einleitung

Bei malignen Erkrankungen kommt es im Endstadium typischerweise zu einem kontinuierlichen Funktionsverlust. Diese körperliche Erfahrung, die erhaltenen Informationen zur infausten, also sehr ungünstigen Prognose und die klaren Meilensteine im Krankheitsverlauf (z. B. Wechsel von einer kurativen zu einer palliativen Behandlung) können von Betroffenen zu einem sinnhaften, verstehbaren Ganzen zusammengefügt werden. Bei chronischen Organinsuffizienzen hingegen wird der langsam progrediente Funktionsverlust im Bewusstsein der Erkrankten von den stark emotional besetzten Exazerbationen, also deutlichen Verschlimmerungen der Symptome, überdeckt. Zwischen den Exazerbationen liegt der Fokus der Betroffenen auf der Aufrechterhaltung eines normalen Alltags. Dabei gewöhnen sie sich an das neue, niedrigere Funktionsniveau (»*new normal*«). Deswegen fällt es den Betroffenen schwer, den Anfangspunkt ihrer Krankheitsgeschichte festzulegen oder aktuelle Ereignisse (wie die Erhöhung der Dialysefrequenz) in ein kohärentes Narrativ der Erkrankung im Allgemeinen einzuordnen. Zurück bleibt ein Gefühl von Unsicherheit, Unverstehbarkeit und Chaos (Pinnock et al. 2011, May et al. 2016). Gleichzeitig kann die moderne Medizin die Funktion einzelner Organe über Jahre hin ersetzen und so den Tod hinauszögern, ohne die Grunderkrankung zu behandeln. Dieses Kapitel beleuchtet Todeswünsche in dieser besonderen Situation am Beispiel von Hämodialyse und invasiver Beatmung bei chronisch obstruktiver Lungenerkrankung (COPD). Dabei wird vorausgesetzt, dass eine kurative Behandlung wie z. B. durch eine Transplantation nicht möglich ist.

## A 4.2 Hämodialyse bei Niereninsuffizienz

Häufige somatische Symptome bei terminalem Nierenversagen (end-stage renal disease, ESRD) sind Fatigue, Pruritus, gastrointestinale Beschwerden und Schmerzen (Murtagh et al. 2007). Auch die technischen Fortschritte in der Dialyse in den letzten Jahrzehnten haben die gesundheitsbezogene Lebensqualität der Betroffenen nicht verbessern können (Gabbay et al. 2010). Dazu kommen »dieser unvorstellbare Durst« bei Trinkmengenbegrenzung, strenge Ernährungsvorschriften und der große Aufwand an Energie und Zeit für die Dialyse.

Patientinnen und Patienten, die ansonsten gesund, aktiv und sozial vernetzt sind, schaffen es teilweise, an den dialyse-freien

Tagen ihr eigentliches Leben zu führen. Viele ältere Betroffene haben ihr soziales Netz jedoch bereits überlebt und ihren Bewegungsspielraum durch Komorbiditäten wie diabetische Retinopathie und periphere arterielle Verschlusskrankheit verloren. Sie brauchen den Großteil der freien Zeit, um sich von der letzten Dialyse zu erholen. Bei Betroffenen über 70 Jahren wird der Überlebensvorteil durch Dialyse sogar vollständig durch mehr im Krankenhaus verbrachte Tage aufgebraucht (Carson et al. 2009). So entwickelt sich die lebensverlängernde Maßnahme allmählich zum Lebensinhalt, zur Lebensaufgabe. Dabei bietet die Dialyse als reine Technik keine Zukunftsperspektive, keinen logischen Endpunkt wie das kurative oder das palliative Narrativ (Heilung bzw. Tod). Zusammen mit den ständigen Wiederholungen der Dialyse in den immer gleichen Räumen mit den immer gleichen Maschinen und ihrem immer gleichen Zischen und Piepen entwickeln viele Erkrankte das Gefühl, »in einer ewigen Warteschleife« zu stecken, »gestrandet zwischen Leben und Tod« in einer »Scheinwelt« oder »Vorhölle« (Russ et al. 2005, Reid et al. 2019).

Gleichzeitig sehen manche von ESRD Betroffene, besonders ältere, ihren bevorstehenden Tod als etwas Natürliches an, als einen Teil jeden Lebens. Sie haben den Eindruck, »ihr Leben gelebt zu haben« (Axelsson et al. 2012). Mit der Akzeptanz der eigenen Sterblichkeit nimmt der subjektive Nutzen der Dialyse (Aufschieben des Sterbens) ab. Für manche Betroffenen überwiegen irgendwann die Kosten der Dialyse den Nutzen, und Gedanken an eine Nicht-Fortführung der Dialyse kommen auf[1]. Zwei von drei Befragten berichten, ihre Entscheidung für Dialyse zu bereuen (Davison 2010), und für manche Betroffenen ist die Option der Nicht-

---

1 Eine depressive Symptomatik scheint nur in Einzelfällen ein auslösender Faktor bei einem Todeswunsch in Form einer Nicht-Fortsetzung von Dialyse zu sein (Brännström et al. 2011). Bostwick und Cohen (2009) haben die Unterscheidung zwischen Suizid und Todeswunsch am Beispiel der Nicht-Fortsetzung einer lebensnotwendigen Dialyse im Detail ausgearbeitet.

A 4.2 Hämodialyse bei Niereninsuffizienz

Fortsetzung »ein Segen« oder »ein Ass im Ärmel« (Russ et al. 2005, 2007). Immer mehr ESRD-Patientinnen und -Patienten machen irgendwann von dieser Option Gebrauch, besonders ältere, weibliche und multimorbide Erkrankte nach langjähriger Dialyse (Birmelé et al. 2004, Steenkamp et al. 2018, Wetmore et al. 2018). Nach der letzten Dialyse leben Patientinnen und Patienten ohne Rest-Nierenfunktion noch etwa zehn Tage (Wetmore et al. 2018), ein Wunsch nach Nicht-Fortsetzung entspricht also einem Todeswunsch. Der Sterbeprozess verläuft meist friedlich und mit geringer Symptomlast (Cohen et al. 2001).

Allerdings zögern die meisten Betroffenen, ihre Überlegungen, die Dialyse abzubrechen, beim behandelnden Team anzusprechen. Gründe dafür sind Unsicherheit, wie man existenzielle Themen anspricht, die Sorge, die Behandelnden zu stören oder zu enttäuschen, die Sorge vor unempathischen Reaktionen und die Überzeugung, dass ein Abbruch der Dialyse illegal wäre (Russ et al. 2007, Axelsson et al. 2012). Daher sprechen Erkrankte das Thema dann häufig tangential an, sind z. B. »zu alt« oder »zu müde« oder haben »es satt«. Vom behandelnden Team werden solche Bemerkungen meist interpretiert als situativ verankerte Reaktion auf eine belastende Behandlung, und nicht als Wunsch nach einem existenziellen Gespräch. Bekräftigt wird diese Fehlinterpretation durch eine vermeintliche »Abstimmung mit den Füßen« – dass die Patientinnen und Patienten jeden zweiten Tag wieder erscheinen, wird von den Behandelnden als Einverständnis in die Dialyse gewertet (Russ et al. 2007).

Dabei wünschen sich die meisten älteren Dialyse-Patienten, dass ihr Nephrologe oder ihre Hausärztin ihre Prognose und die Möglichkeit einer Nicht-Fortsetzung der Dialyse aktiv und frühzeitig anspricht (Russ et al. 2007, Davison 2010, Mandel et al. 2017). Allerdings tendieren Nephrologen dazu, solche Gespräche aufgrund prognostischer Unsicherheit, Zeitmangel und/oder Unsicherheit bzgl. der eigenen kommunikativen Fähigkeiten zu vermeiden (Hussain et al. 2015, Grubbs et al. 2017). Ein weiterer häufiger Grund ist die Sorge, den Erkrankten die Hoffnung zu nehmen. Tatsächlich scheint aber eher das Gegenteil zuzutreffen. Zum Verständnis hilft hier die Unterscheidung zwischen generalisierter und spezifischer Hoffnung: Eine spezifische Hoffnung bezieht sich auf einen konkreten erwünschten Zustand, der innerhalb eines bestimmten Zeitraums erreicht werden soll, z. B. das Weihnachtsessen dieses Jahr wieder selbst zu kochen. Generalisierte Hoffnung hingegen meint die Zuversicht, in der Zukunft (irgendwelche) Möglichkeiten für sinnvolles, effektives Handeln in Einklang mit den eigenen Werten zu haben (McMillan et al. 2014). Wenn die spezifische Hoffnung, nächstes Jahr keine Dialyse mehr zu benötigen, nicht mehr realistisch ist, können Patientinnen und Patienten mit generalisierter Hoffnung sich flexibel auf andere Zielzustände ausrichten, z. B. die Einschulung des Enkels nächstes Jahr noch mitzuerleben, oder ruhig und friedlich zu sterben. (Generalisierte) Hoffnung ist also mit einer realistischen Sicht auf eine infauste Prognose durchaus vereinbar (McMillan et al. 2014). Informationen zum voraussichtlichen Krankheitsverlauf ermöglichen es Erkrankten erst, sich eine Zukunft vorzustellen. Dies gibt ein Gefühl von Kontrolle zurück und stärkt das Vertrauen in die behandelnden Nephrologen, was beides Hoffnung gibt. Unausgesprochene Zukunftsängste und mangelnde Vorbereitung hingegen bedrohen Hoffnung, da effektives Handeln ohne realistische Informationen nicht vorstellbar ist (Davison 2010, Schell et al. 2012).

Dass *advance care planning* bei ESRD-Erkrankten noch nicht zur Routine gehört, ist einer der Gründe dafür, dass die Betroffenen häufiger auf einer Intensivstation versterben und seltener palliativ (mit-)betreut werden als onkologisch Erkrankte (Wachterman et al. 2016). Außerdem können mangelnde Aufklärung und mangelnde Berücksichtigung des Erfahrungswissens der Betroffenen bei therapeutischen Entscheidungen zu unkooperativem Verhalten führen wie Verstoß gegen die Ernährungsvorschriften oder Manipulationen am Dialyse-Katheter (Allen et al. 2011).

In der Literatur finden sich Hilfestellungen für Ärztinnen und Ärzte zum Führen entsprechender Gespräche (Schell et al. 2012, Mandel et al. 2017), Checklisten für die Nicht-Fortsetzung einer

Dialyse (Cohen et al. 2003) und Empfehlungen für die palliative (Mit-)Betreuung von ESRD-Patienten (Scherer et al. 2018).

## A 4.3 Invasive Beatmung bei COPD

An chronisch obstruktiver Lungenerkrankung (COPD) Erkrankte leiden unter Luftnot, Fatigue und Schlafstörungen in ständig wechselnder, unberechenbarer Intensität. Luftnot kann Panikattacken auslösen und die Betroffenen so in einen Luftnot-Panik-Luftnot-Teufelskreis bringen (Bailey 2004, Landers et al. 2015). Die Unsichtbarkeit von Luftnot als subjektivem Symptom hemmt die Inanspruchnahme professioneller Hilfe aus Sorge, nicht ernst genommen zu werden (Gysels und Higginson 2008). Zusätzlich wird die COPD-Symptomatik als beschämend und stigmatisierend erlebt aufgrund der vermeintlichen Selbstverschuldung durch früheren Zigarettenkonsum, des expektorierten Schleims, des lauten Hustens und den sichtbaren Hilfsmitteln wie Sauerstoffbrillen (Rose et al. 2017). Die Scham, die körperlichen Einschränkungen und die Sorge vor Infektionen führen zu sozialem Rückzug und damit zu Einsamkeit (Ek und Ternestedt 2008). Wenn alltägliche Tätigkeiten wie sich selbst zu waschen, spazieren zu gehen oder singen nur noch eingeschränkt oder gar nicht mehr möglich sind, kommen Gefühle von Hilflosigkeit und Abhängigkeit hinzu. Wichtige Rollen können nicht mehr gelebt werden, z. B. die der aktiven, fürsorgenden Großmutter. Im Spätstadium der COPD beschränkt sich die Lebenswelt der Betroffenen auf ihre Wohnung oder sogar auf einen Stuhl, und sie fühlen sich von ihrem unzuverlässigen Körper kontrolliert. Dann kann sich das Leben wie ein ewiges Ringen nach Luft anfühlen, reduziert auf das bloße Überleben (Giacomini et al. 2012, Landers et al. 2015).

In vergleichenden Studien ist die psychosoziale Funktionsfähigkeit bei schwerer COPD tendenziell niedriger und die Symptomlast höher als bei Lungenkrebs. Dennoch erhalten Betroffene deutlich seltener eine palliative (Mit-)Betreuung (Beernaert et al. 2013) und versterben häufiger auf einer Intensivstation, mit lebensverlängernden Maßnahmen und schlechter Symptomkontrolle (Gore et al. 2000, Faes et al. 2018).

Dies liegt unter anderem an mangelndem *advance care planning*. Ärztinnen und Ärzte berichten, mit von COPD Betroffenen seltener über ihre Prognose zu sprechen als mit onkologisch Erkrankten und bei COPD eher zu warten, bis die Betroffenen Gesprächsbedarf signalisieren, anstatt das Thema von sich aus anzusprechen (Giacomini et al. 2012, Tavares et al. 2017). Einer der Gründe hierfür ist die besonders schlechte Vorhersagbarkeit des Verlaufs einer COPD (Pinnock et al. 2011).

In der Folge sind von COPD Betroffene schlechter über ihre Erkrankung informiert als Menschen mit anderen chronischen Erkrankungen. Insbesondere ist vielen nicht bewusst, dass COPD unheilbar, fortschreitend und lebensbedrohlich ist (Tavares et al. 2017). Bei mangelnder Aufklärung greifen Betroffene auf ihr Laienverständnis zurück – und »chronisch« impliziert eine lebenslange, aber eben keine lebensbedrohliche Erkrankung. Pinnock et al. (2011) vermuten sogar, dass COPD aufgrund der engen Assoziation zum Zigarettenrauchen von Erkrankten eher als Problem der Lebensführung und weniger als (potenziell bedrohliche) Erkrankung konzeptualisiert wird. Auch die wiederholte Erfahrung, sich nach Exazerbationen wieder gut erholt zu haben, widerspricht der Idee einer unwiederbringlich zum Tode führenden Erkrankung (Pinnock et al. 2011).

Unabhängig davon möchte die Mehrheit der COPD-Erkrankten über ihre Prognose aufgeklärt werden und geht davon aus, dass ihre Ärztinnen und Ärzte es aktiv ansprechen würden, sollte die COPD lebensbedrohlich werden (Tavares et al. 2017). Einige Betroffene jedoch wünschen keine expliziten prognostischen Informationen, da sie eine negative Wirkung auf ihre Hoffnung fürchten. Dabei fanden Curtis et al. (2008), dass es nicht hilfreich ist zu fragen »Wie viel Information möchten Sie haben?« da alle COPD-Erkrankten »Alles!« antworten. Deswegen entwickelten die Forschenden eine graphische Kommunikationshilfe, um zu eruieren, ob Betroffene eher eine vorsichtige, indirekte Gesprächsführung mit Zusicherung fortwährender Unterstützung durch die Behandelnden wünschen oder eher klare, explizite prognostische Information (Curtis et al. 2008).

Auch wenn sie ihre Krankheit nicht als unausweichlich tödlich verlaufend verstehen, wissen von COPD Betroffene, dass sie im Rahmen einer Exazerbation versterben können. Sie gehen also davon aus zu ersticken, und haben entsprechend große Angst vor dem Sterben: »Ein Emphysem zu haben, das ist wie auf einer Bombe herumzulaufen.« (Hall et al. 2010) Um mit ihrer Luftnot und ihrer Angst nicht allein zu sein, möchten viele Betroffene lieber im Krankenhaus sterben (ebd.). Die ständige Verfügbarkeit von geschultem Personal wirkt beruhigend.

Wenn zur Behandlung einer akuten COPD-Exazerbation eine invasive Beatmung erfolgt ist, kommt es bei etwa 20 % zu einem komplizierten Weaning (Entwöhnung von der maschinellen Beatmung) (Beduneau et al. 2017). Dann kann auch in spezialisierten Weaning-Einheiten ein Fünftel nicht mehr entwöhnt und ein weiteres Fünftel nur auf eine nicht-invasive Beatmung umgestellt werden (Schönhofer et al. 2008). Mittlerweile werden Betroffene dann beatmet in die Häuslichkeit entlassen. In 2016 gab es etwa 80.000 außerklinisch beatmete Menschen in Deutschland, davon die Mehrheit (58 %) mit COPD (Karagiannidis et al. 2019).

Die Datenlage zur Wirksamkeit der nicht-invasiven außerklinischen Beatmung bzgl. Überleben, somatischer Symptome und Lebensqualität bei COPD ist inkonsistent. Viele Erkrankte berichten von einer verminderten Symptomlast und verbesserten Lebensqualität, jedoch scheinen gerade betagte Patientinnen und Patienten häufig nicht zu profitieren (Tissot et al. 2015). Gale et al. (2016) fanden, dass die meisten Betroffenen die Heim-Beatmung als alternativlos ansehen und sich entsprechend mit den negativen Folgen wie Druckstellen, trockenen Schleimhäuten und Lärm abfinden. Ein Studienteilnehmer »hasste dieses Ding« und meinte, man solle es

»zur Abschreckung an Straftätern« anwenden. Dennoch benutzte er sein Beatmungsgerät weiter.

Bei invasiver außerklinischer Beatmung ist die gesundheitsbezogene Lebensqualität heterogen, bei COPD tendenziell schlechter als bei neuromuskulären Erkrankungen (Huttmann et al. 2018). In einer aktuellen Studie aus Deutschland waren 86 % der außerklinisch invasiv beatmeten COPD-Patientinnen und Patienten unzufrieden mit ihrer Mobilität, da sie das Bett nicht alleine (96 %) bzw. das Haus auch mit Hilfe nicht verlassen konnten (46 %). 71 % waren unzufrieden mit ihren Kommunikationsmöglichkeiten, da sie ohne technische Unterstützung nicht sprechen konnten bzw. auch mit technischer Unterstützung Schwierigkeiten hatten. Auch beklagten die Befragten einen Mangel an sozialen Kontakten und eine hohe Pflegebedürftigkeit. Insgesamt gaben 43 % rückblickend an, dass sie lieber hätten sterben wollen als langfristig invasiv beatmet zu werden (Huttmann et al. 2018).

Repräsentative epidemiologische Daten zu Todeswünschen bei COPD bzw. auf Patientenwunsch hin abgebrochenen außerklinischen Beatmungen liegen noch nicht vor. Auf einer Langzeit-Beatmungsstation (ohne Berücksichtigung der Grunderkrankung) wurde die Option des terminalen Weanings mehrheitlich von Angehörigen angesprochen, da die Patientinnen und Patienten nicht kommunizieren konnten. 85 % der terminal entwöhnten Patientinnen und Patienten verstarben binnen einer Stunde und alle binnen 12 Stunden. Ankrom et al. (2001) geben auch eine detaillierte Anleitung zum terminalen Weaning inklusive Entscheidungs-Algorithmus. Konzepte und Empfehlungen für die palliative (Mit-)Betreuung von COPD-Patientinnen und Patienten finden sich bei Siouta et al. (2016).

## A 4.4 Fazit

Zusammenfassend können Organersatzverfahren wie Dialyse und invasive Beatmung in der Häuslichkeit das Leben verlängern, jedoch nicht immer für akzeptable Lebensqualität sorgen. Damit haben diese Technologien einen Transitbereich zwischen Leben und Sterben geschaffen. Die Symptomlast der Betroffenen ist durchaus mit der von terminal an Tumoren Erkrankten vergleichbar, dennoch erhalten sie seltener eine palliative (Mit-)Betreuung. Unkontrollierte Symptome wie Schmerzen und Fatigue, der Verlust von kognitiven und physischen Funktionen sowie der hohe Aufwand an Zeit und Energie für das Organersatzverfahren senken die Lebensqualität mancher Betroffenen unter das subjektiv akzeptable Mindestmaß. Akzeptanz der eigenen Sterblichkeit schmälert den Nutzen der gewonnenen Lebenszeit. Wenn subjektiv die Kosten des Organersatzverfahrens den Nutzen überwiegen, können Todeswünsche aufkommen, meist in Form von Nicht-Einwilligung in die Fortsetzung des Organersatzverfahrens. Patientinnen und Patienten wünschen sich dazu entscheidungsoffene Gespräche mit gut bekannten Behandelnden.

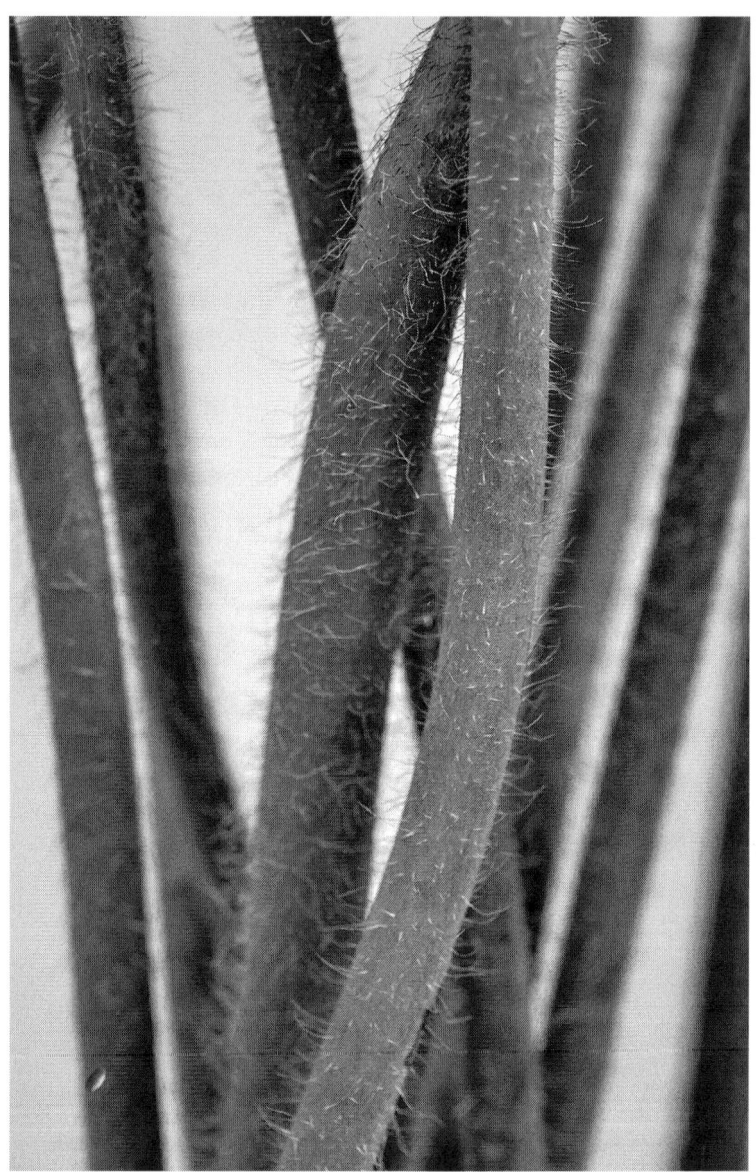

Foto: © Cordula Diebold, Tübingen

# B

## Historische und normative Perspektiven

# B 1

## Geschichte des Todeswunsches

Daniel Schäfer

## B 1.1 Eingrenzung des Themas

Grundsätzlich ist anzunehmen, dass Todeswünsche in sehr verschiedenen kulturellen Kontexten und individuellen Lebenssituationen vorkommen können. Insbesondere stehen sie in engem Zusammenhang mit suizidalen Ideen und Handlungen. Es soll aber im Folgenden nicht generell um Suizidgedanken und -vollzüge in der Geschichte gehen, also nicht um die schon oft behandelte Geschichte des Suizids und dessen Verurteilung oder Rechtfertigung, sondern ausschließlich um solche Wünsche, die wie auch immer in unmittelbarem Zusammenhang mit bzw. als Reaktion auf eigene schwere Krankheit thematisiert und eventuell auch realisiert wurden.

Ferner ist aus pragmatischen Gründen eine Beschränkung auf den europäischen Kontext von der griechisch-römischen Antike bis zur Mitte des 20. Jahrhunderts erforderlich. Todeswünsche beispielsweise in fernöstlichen Gesellschaften oder auch in tribalen Gruppen erfordern, auch wenn sie im Kontext von Krankheit auftreten, eine sehr differenzierte Analyse vor dem Hintergrund der jeweiligen Kultur, die hier nicht zu leisten ist.

Und schließlich sind aus historischer und literaturwissenschaftlicher Sicht im Folgenden Berichte über Todeswünsche nicht nur nach Quellentypen (historiographische Darstellung, medizinischer Fachtext, philosophische Erörterung oder literarisch-fiktive Beschreibung) zu unterscheiden, sondern dabei auch die Intentionen der mutmaßlichen Verfasserinnen und Verfasser, die mit den Schilderungen der Todeswünsche verbunden sind, wenigstens anzudeuten. Der Überlieferung entsprechend sind bis ins 18. Jahrhundert nur wenige, kurze Hinweise auf solche Wünsche bekannt. Danach sprudeln die Quellen reichlicher; gleichzeitig gibt es große Überschneidungen mit der Geschichte der internationalen Euthanasie-Bewegung. Ziel dieses Beitrags soll es sein, anhand ausgewählter Beispiele einen kursorischen Überblick zur Geschichte des Todeswunsches und zu seiner vielfältigen Kontextualisierung zu geben.

## B 1.2 Historiographische und juristische Diskurse

Die griechisch-römische Antike kannte legitime Motive für den Suizid, beispielsweise die Selbsttötung bei drohendem Verlust der Ehre (Lebek 2002). Aber auch chronische Krankheit mit hohem Leidensdruck war als Motiv für eine Selbsttötung bzw. für den Wunsch einer solchen akzeptiert. So findet sich in der Naturgeschichte des älteren Plinius bei der Frage, welches die schlimmste Krankheit sei, folgende interessante Bemerkung:

> Bei dieser Betrachtung überkommt uns Mitleid mit dem Menschenlos, da der einzelne Sterbliche, ganz abgesehen von zufälligen und sonstigen Ereignissen und zu jeder Stunde neu auftretenden [Leiden,] Tausende von Krankheiten zu fürchten hat. Zu untersuchen, welche die schwersten unter ihnen sind, könnte fast als Dummheit erscheinen, da jedem die seinige und gegenwärtige als die schrecklichste erscheint. Dennoch haben sich unsere Vorfahren auch darüber geäußert, und als schlimmste Qualen die durch Blasensteine verursachte Strangurie [Schmerzen beim Wasserlassen] bezeichnet, als nächste die des Magens und als dritte die Schmerzen im Kopfe, da man sich wegen anderer Krankheiten kaum den Tod gibt (Plinius 1996, S. 33 [Historia naturalis XXV 23]).

Korrespondierend zu dieser Behauptung, dass Menschen in schweren Krankheiten »über ihren Tod beschließen« (*morte conscita*), gibt es verschiedene historiographische Beispiele, die deutlich machen, dass zumindest bei oberen Bevölkerungsschichten und im philosophischen Kontext der Stoa (s. u.) tatsächlich dem Todeswunsch nach Rücksprache mit Nahestehenden nachgegeben wurde: So beschloss Titus Pomponius Atticus (110–32 v.Chr.), durch Nahrungsentzug zu sterben, nachdem sein monatelanges Leiden sich mit Fieberanfällen, Tenesmen und Eiterbeulen in der Lendengegend verschlimmert hatte (Lebek 2002, S. 272f.). Auch der greise, von Vergesslichkeit und einer Steißbeinwunde geplagte Redner Messala Corvinus starb angeblich an selbstgewähltem Hungertod (Moog und Schäfer 2006). Dagegen fand Kaiser Hadrian, der die letzten zwei Jahre seines Lebens weitgehend an das Bett gefesselt war und zuletzt unter starken Ödemen und Atemnot litt, angeblich niemanden, der ihm Gift zur Beendigung seines Lebens reichen wollte (Lebek 2002, S. 275f.).

## B Historische und normative Perspektiven

Die überlieferten Beispiele aus römischer Zeit zeigen, dass krankheitsbedingte Todeswünsche in Oberschichten durchaus vorkamen. Allerdings sollen die Berichte weniger das subjektive Elend der Leidenden zum Ausdruck bringen als vielmehr ihre Fähigkeit, am Ende des Lebens selbstbestimmt über dessen Abkürzung zu befinden: Ein letztes Mal demonstriert der »emanzipierte« römische *pater familias* damit sein Recht, über Leben und Tod entscheiden zu können.

Dass Selbsttötung und Tötung auf Verlangen aufgrund von Krankheiten nicht nur in der griechisch-römischen Antike, sondern auch in der Frühen Neuzeit sporadisch vorkamen, ist v. a. in juridischen Quellen belegt. Ende des 16. Jahrhunderts soll François de Saigne, ein Pariser Ratsherr, sich im Alter von 45 Jahren ertränkt haben, um seiner Krankheit (Fieber, Harnretention, Schmerzen) zu entgehen; bei ihm wurde auf die bei Suiziden vorgesehene Sanktion (Einzug des Vermögens) verzichtet. Auch im Fall des William Hutchon, der sich 1762 in Norwich die Kehle durchschnitt, weil er Schmerzen durch chronische Krankheiten, u. a. ein Geschwür am Bein, nicht ertragen konnte, befand die Jury auf einen »natürlichen Tod« (Minois 1996, S. 95 und 412f.). Bezüglich der Tötung auf Wunsch wurde erstmals kurz vor 1800 eine Ausnahme im geltenden Strafrecht kodifiziert: Bei der Einführung des Preußischen Allgemeinen Landrechts (1794) wurden die Tatbestände der Tötung Schwerverletzter und Todkranker (II 20, § 833; der Wunsch des Kranken bleibt hier unerwähnt) und der Tötung auf Verlangen (§ 834; inkl. Suizidbeihilfe, allerdings ohne Hinweis auf Krankheit oder Alter als Motive) eingeführt und gegenüber Mord mit einem milderen Strafmaß bewehrt (sog. »privilegierte Tötung«, seit 1871 § 216 StGB). Es ist anzunehmen, dass diese Paragraphen aufgrund konkreter Fälle in der Vergangenheit eingeführt wurden; Forschungen zu diesem strafrechtlichen Diskurs liegen aber nicht vor. Die Abmilderung atmet den säkularisierenden Geist der Aufklärung, die generell Mitleid mit den Schwachen und Empörung gegenüber den drakonischen Disziplinierungen des älteren Strafrechts vertrat, was u. a. auch zur Entkriminalisierung des Suizids führte.

Die Ende des 19. Jahrhunderts aufflammende internationale Debatte um das Recht auf bzw. Straffreiheit von Tötung auf Verlangen (▶ Kap. B 1.4) trat allerdings rasch in den Hintergrund gegenüber sozialdarwinistischen und eugenischen Überlegungen, die den möglichen sozialen Nutzen einer Tötung chronisch Kranker und Behinderter herausstellen (Benzenhöfer 2009, S. 69–96). Hier ist vom Wunsch der Kranken eher selten die Rede bzw. er wird aus heutiger Sicht unzulässig mit Mitleidserwägungen (»Gnadentod«) und mit dem Argument, die Gesellschaft von »Ballastexistenzen« befreien zu müssen, vermischt.

Nach den im »Dritten Reich« industriell durchgeführten Krankenmorden konstituierte sich erst seit den 1960er Jahren die internationale Euthanasiebewegung neu (Van der Sluis 1979). Dabei stand und steht – unter dem Einfluss der Bürgerrechts- und der Patientenautonomiebewegung – die Selbstbestimmung der Schwerkranken und Sterbenden im Vordergrund; zugleich lässt sich die Right to die-Bewegung auch als Reaktion auf die Fortschritte der Heilkunde (insbesondere der Intensivmedizin) deuten, die zu einer Chronifizierung des Sterbens beitrugen. Ein weiteres zentrales Argument innerhalb der sehr diversifizierten Diskussion ist die Menschenwürde, die durch Anerkennung und Vollzug des Todeswunsches gewahrt bleiben soll.

## B 1.3 Medizinische Texte

In medizinischen, d. h. von Vertreterinnen und Vertretern der Heilberufe verfassten Quellen mit heilkundlichen Inhalten finden sich verhältnismäßig selten Hinweise auf den Todeswunsch von Patientinnen und Patienten. Dies dürfte zum einen der ärztlichen Perspektive geschuldet sein: Seit der griechisch-römischen Antike (insbesondere in der hippokratischen Tradition empirisch-rationaler Heilkunde) beobachten und befragen Ärzte ihre Patientinnen und Patienten zwar hinsichtlich objektiver Krankheitszeichen (z. B. Auswurf) und subjektivem Erleben (z. B. Schlaf); deren Perspektive, ihr persönliches Leiden unter der Krankheit und ihr Umgang (*coping*) mit ihr finden gleichwohl in diesen professionellen Darstellungen bis zum 20. Jahrhundert wenig Raum. Der vor allem im 19. Jahrhundert sich zuspitzende ärztliche Paternalismus reagiert nur dann auf den Leidensdruck der ihnen Anvertrauten, wenn dieser medizinisch relevant ist. Dazu kommt, dass Ärztinnen und Ärzte prinzipiell und epochenübergreifend ein distanziertes Verhältnis zum physischen Tod einnehmen: Ihn zu verhindern bildet ihre Hauptaufgabe, und er stellt das Ende ihrer Möglichkeiten dar (Schäfer 2015). So sind Todeswünsche ärztlicherseits häufig unerwünschte und daher auch kaum erwähnte Patientenäußerungen.

Als zentrales Dokument der Abwehr von Todeswünschen gilt der *Hippokratische Eid*. Der ursprüngliche Text ist freilich keineswegs eindeutig:

> »Weder werde ich aber irgendjemandem ein tödliches Gift geben, nicht einmal nachdem ich gebeten worden bin, noch werde ich einen Weg zu einem solchen Rat vorschlagen.« (van Hooff 2001, S. 97)

Die meisten Übersetzungen dieser Passage formulieren frei (aber philologisch nicht korrekt) etwa folgendermaßen: »nachdem ich *von ihm [dem Patienten]* gebeten worden bin«, und interpretieren sie damit vor dem Hintergrund moderner Wünsche nach Tötung oder Beihilfe zum Suizid. Wie van Hooff (2001, S. 97f.) hingegen überzeugend darlegt, ist in der griechisch-römischen Antike die Bitte von Angehörigen oder der Wunsch von Feinden des Patienten, ihn mit Gift töten zu lassen, mindestens ebenso realistisch. Doch lässt sich für die Rezeption des Tötungsverbotes im *Eid* seit der Frühen Neuzeit in der Tat eine Einengung des Textverständnisses auf entsprechende Patientenwünsche konzedieren.

Erst um 1800 tauchten Hinweise auf eine gegenläufige ärztliche Praxis auf. Stolberg nennt ein Beispiel, in dem ein Arzt über eine tatsächlich realisierte Lebensverkürzung durch die Gabe von Opium auf Wunsch des Patienten berichtet: »Mutlos und hinfällig geworden, habe der Kranke schließlich eine weitere Behandlung abgelehnt und stattdessen ›nur um Auflösung, das heißt um Beschleunigung des Todes‹ gebeten« (Stolberg 2009, S. 1838). Die Schärfe, mit der Christoph Wilhelm Hufeland, einer der einflussreichsten Ärzte im frühen 19. Jahrhundert, gegen die Erfüllung solcher Wünsche opponierte, lässt freilich vermuten, dass es noch weitere Exempel gab:

> »Wenn ein Kranker von unheilbaren Übeln gepeinigt wird, wenn er sich selbst tot wünscht, [...] wie leicht kann da, selbst in der Seele des Besseren, der Gedanke aufsteigen: Sollte es nicht erlaubt, ja sogar Pflicht sein, jenen Elenden etwas früher von seiner Pflicht zu befreien [...]? So viel Scheinbares ein solches Raisonnement hat, so sehr es selbst durch die Stimme des Herzens unterstützt werden kann, so ist es doch falsch und eine darauf begründete Handlungsweise würde im höchsten Grade unrecht und strafbar sein. Sie hebt geradezu das Wesen des Arztes auf.« (Hufeland 1806, S. 15f.)

Hufeland zitiert hier zwar nicht wörtlich den *Hippokratischen Eid*, reiht sich aber in die lange Reihe der Ärzte ein, die sich gegen eine »Tötung auf Verlangen« aussprechen. Schon im 2. Jahrhundert n. Chr. äußerte sich der berühmte Galen von Pergamon gegen sogenannte *Apolytika* (»Auflösungs-« oder Erlösungsmittel, die spätrömische Drogisten, vielleicht auch Ärzte im Angebot hatten). Es gibt also beide Traditionen innerhalb der Medizin: Sterbehilfe-Gegner und solche, die Tötungen (oft im Verborgenen) auf expliziten Wunsch ihrer Patientinnen und Patienten, teilweise aber auch ohne diesen praktizierten.

Hufelands Einfluss war zumindest im deutschen Sprachraum so groß, dass Ärzte dieses Thema in den nächsten 100 Jahren kaum mehr erwähnten und sich auch am Diskurs um die Legalisierung der Euthanasie (▶ Kap. B 1.4) praktisch nicht beteiligten. Lediglich in den USA (Fye 1978, S. 499–501), Italien und Frankreich befürworteten um 1900 einzelne Mediziner offen die Sterbehilfe (Van der Sluis 1979). Andere deckten zumindest eine Doppelmoral und den wichtigsten Grund für die Verweigerungshaltung auf: Ärzte wollten nun mal nicht die unangenehme Aufgabe übernehmen, ihre Patientinnen und Patienten zu töten, wie es die entsprechenden Gesetzentwürfe der frühen Euthanasiebewegung (s. u.) vorsahen (Schäfer 2015, S. 132).

Erst nach der Katastrophe des Ersten Weltkriegs entwickelte sich in der Ärzteschaft eine Debatte über die Tötung von Invaliden auf deren Wunsch. Der französische Militärarzt Charles Binet-Sanglé hielt es 1919 für grausam und unmenschlich, unheilbar Kranken den Suizid zu verweigern. Er forderte deshalb staatliche »Euthanasie-Institute«, in denen beauftragte »Euthanasisten« diejenigen mit Lachgas töten sollten, die dies selbst wollten. Doch die Diskussion fokussierte im Fortgang rasch auf die Tötung Geisteskranker, deren Wille juristisch und für die damalige Zeit auch moralisch unmaßgeblich war. Die nachfolgenden illegalen Krankenmorde an Hunderttausenden im »Dritten Reich« geschah mit Hilfe von vielen Ärztinnen und Ärzten, denen der Lebenswunsch ihrer Patientinnen und Patienten gegenüber dem angeblichen Volkswohl nachrangig war.

Die Wiederentdeckung der Palliativmedizin in den 1970er Jahren und deren Fokussierung auf die Sterbebegleitung bedeuteten einen Paradigmenwechsel: Neben der kurativen Behandlung wurde und wird nun auch die palliative Unterstützung der Patientinnen und Patienten unter besonderer Beachtung ihrer kurzfristigen Wünsche und Bedürfnisse als Ziele einer spezialisierten Heilkunde akzeptiert und zunehmend auch juristisch abgesichert. Allerdings widersetzt sich die ärztlich geleitete Palliativmedizin zumindest in Deutschland weiterhin der direkten Umsetzung von Todeswünschen; vielmehr versteht sie sich als eine Alternative, die Patientinnen und Patienten in solch einer Weise auf ihrem Weg zum Tod begleitet und ihre Symptome lindert, dass ihre Wünsche nach einem würdigen und schmerzfreien Sterben weitestgehend erfüllt werden. Eine besondere Herausforderung für die Medizin (historisch allerdings gar nicht so neu; vgl. ▶ Kap. B 1.4) bietet der Wunsch nach ärztlicher und pflegerischer Begleitung eines willentlichen Verzichts auf Nahrung und Flüssigkeit (sog. »Sterbefasten«; vgl. Fringer und Stängle 2020).

## B 1.4 Philosophische und moraltheologische Stellungnahmen

Der Euthanasie-Begriff bezeichnete in der griechisch-römischen Antike aus philosophischer Sicht insbesondere den »würdigen Tod [...] nach tugendhafter Art« (Benzenhöfer 2009, S. 18). Dies konnte der jüngeren Stoa (Seneca d. J.) zufolge auch bedeuten, bei einer unheilbaren, beschwerlichen Krankheit den Suizid zu wählen, wenn die angestrebte Freiheit von den Leidenschaften (*apatheia*) durch körperliche Qualen verunmöglicht wird. Als Beispiel für solch ein ehrenvolles Ableben (*honeste mori*) erzählt Seneca in der *Epistola ad Lucilium* 77 vom selbst gewählten Hungertod des Tullius Marcellinus (Seneca 1995). In gleicher Weise wurde auch bereits in Platons *Nomoi* (873c) die Selbsttötung bei schwerer Krankheit ausnahmsweise nicht verurteilt. Von expliziten Todeswünschen der Betroffenen ist hier allerdings nicht die Rede, genauso wenig wie in der berühmten Passage über die Kranken in Thomas Morus' *Utopia* (1516): Im geschilderten Idealstaat sollen vielmehr Priester und Behörden bei dauerhaften, qualvollen Leiden aktiv werden und die Kranken davon überzeugen, entweder durch Hungertod zu sterben oder in Betäubung (*sopiti sine mortis sensu*) getötet zu werden (Morus 1995, S. 187).

Morus' Staatsroman liefert einen frühen Hinweis, dass bereits in der Renaissance (und nicht erst im 19. Jahrhundert) Krankensuizid und -tötung unter Rückgriff auf philosophische Traditionen der paganen Antike wieder diskussionsfähig wurden, und dies nach einer

Unterbrechung von mehr als tausend Jahren: Unter der Maßgabe, dass Menschen nicht selbst über das Gott geschaffene Leben verfügen sollen, lehnte bereits die Patristik (besonders Augustinus) und nachfolgend auch die mittelalterliche und neuzeitliche Theologie die Selbsttötung ab. Dass explizit auch die Gabe eines schädlichen Mittels aus Mitleid oder auf Wunsch der Patienten (*aegroto placeret*) durch den Arzt Sünde ist, erwähnte um 1570 der spanische Moraltheologe Azpilcueta (Martinus Navarrus) und berief sich dabei auf einen spätmittelalterlichen Vorgänger Nicolaus de Tudeschis (Panormitanus, 1386–1445), der diesbezüglich einen »verdorbenen Wunsch« der Kranken angenommen hatte (Amundsen 1981, S. 102). Die Vermutung liegt nahe, dass entsprechende Situationen bereits im 15. Jahrhundert vorkamen; einen entsprechenden Hinweis gibt auch das Programm der zeitgenössischen *Ars moriendi*, demzufolge Dämonen den Todkranken zurufen: Töte dich selbst (*interficias teipsum*).

Insgesamt fällt auf, dass bei den philosophischen und moraltheologischen Diskussionen um den Suizid bis ins 19. Jahrhundert hinein das Motiv der schweren Krankheit nur am Rande, meist sogar überhaupt nicht erwähnt wurde. Auch im Zeitalter der Aufklärung spielte der Krankensuizid im Gelehrtendiskurs praktisch keine Rolle, abgesehen von dem jetzt aufkommenden medikalisierenden Argument, dass Selbsttötungen aufgrund der vorherrschenden Verzweiflung per se eine Folge psychopathologischer Zustände seien.

In einem völlig anderen Kontext begann 1870 in Europa eine öffentliche Debatte um Tötung auf Verlangen: In einem publizierten Vortrag »Euthanasia« aus diesem Jahr verlangte der Lehrer und Essayist Samuel D. Williams Jr. von Ärzten, bei hoffnungslosen und schmerzhaften Erkrankungen Chloroform oder vergleichbare Mittel zu verabreichen, wenn der Patient es wünsche. Es sind nicht allein eine zunehmende Chronifizierung von Leiden im 19. Jahrhundert und neue anästhesiologische Möglichkeiten der schmerzlosen Tötung, die Williams vermutlich zu dieser Forderung bewegten, sondern vor allem auch eine veränderte, utilitaristische Einstellung zum Leben, für Williams »a thing to be used freely and sacrificed freely« (Fye 1978, S. 498). Demnach kann Leben, wenn es keinen Nutzen mehr bringt, geopfert werden; ein transzendenter, überpersönlicher Wert wird negiert und die Freiheit des Subjekts, über sein Leben zu verfügen, herausgestellt.

Ende des 19. Jahrhunderts fokussierte die philosophische Streitschrift »Das Recht auf den Tod« von Adolf Jost (1895) die Frage des Suizids auf »das Problem der unheilbar geistig oder körperlich Kranken«. Jost – wie Williams ein Utilitarist – betonte den »negativen Werth« vieler Unheilbarer für sie selbst und die Gesellschaft. Daher solle vorrangig die Tötung Unheilbarer durch den Arzt legalisiert werden, und »zwar in einem ersten Schritt auch nur, wenn der Patient selbst die Tötung verlange« und der Arzt eine entsprechende Diagnose gestellt habe, was beides vor Zeugen zu geschehen habe (Benzenhöfer 2009, S. 82–84).

Nach dem als »Gnadentod« und »Euthanasie« verbrämten Krankenmord im »Dritten Reich« fokussierte die internationale Euthanasie-Diskussion bis in die 1980er Jahre hinein zunächst auf die Frage der »passiven Sterbehilfe« (Therapiebegrenzung bei Sterbenden, aber auch bei dauerhaft Bewusstlosen) und der Gültigkeit von darauf hinwirkenden Patientenverfügungen (*living wills*). Diese zeitlich vorausgehenden und nur unter bestimmten Bedingungen geltenden »Todeswünsche« werden inzwischen in den meisten westlichen Ländern als Ausdruck fortdauernder Selbstbestimmung in existenziellen Fragen akzeptiert.

Erst seit den 1970er Jahren werden auch Krankentötung auf Verlangen und (ärztliche) Beihilfe zum Suizid wieder verstärkt diskutiert. Neben einzelnen Durchführungen (Fälle Postma-van Boven in den Niederlanden, Hackethal in Deutschland) spielten vor allem die präferenzutilitaristischen Thesen des australischen Philosophen Peter Singer (1979) für den Diskurs eine bedeutende Rolle. Die Einführung der Straffreiheit ärztlicher Tötung auf Verlangen in den Benelux-Staaten (1994–2009) hat die internationale Debatte weiter befeuert, wobei bei den Befürwortern die Ambiguität von Lebens- und Todeswunsch sowie die faktisch eingeschränkte Autonomie vieler Patientinnen und Patienten teilweise aus dem Blick traten.

## B 1.5 Literarische und ikonographische Reflektionen

Im Gegensatz zu normativen Quellen aus Philosophie, Medizin und Recht reflektieren künstlerische Darstellungen des Sterbens häufig die Todeswünsche kranker Menschen. Als Paradigma für viele Jahrhunderte kann (neben Philoktet; vgl. Wittern-Sterzel 1982, S. 14f.) die literarische Gestalt des leidenden Hiob gelten, der durch Gottvertrauen und Geduld, aber auch durch seine Sehnsucht nach dem Tod charakterisiert wird:

> »Erwürgt zu werden, zöge ich vor, / den Tod diesem Totengerippe. Ich mag nicht mehr. Ich will nicht ewig leben« (Hiob 7:15–16)

Im Sinne eines literarischen Topos wurden Todeswünsche häufig unteren Bevölkerungsschichten in den Mund gelegt, so beispielsweise im »Triumph des Todes«, einem spätmittelalterlichen hochstilisierten Bildprogramm, das auf monumentalen Fresko-Darstellungen in Bozen (Dominikanerkirche, um 1330), Pisa (Camposanto, um 1335–40) oder Florenz (S. Croce, um 1345) teilweise erhalten ist. Darin wurde noch vor dem Ausbruch der großen Pest (1348–53) die Gewaltherrschaft des personifizierten Todes über alle Welt in Szene gesetzt. Alle reißt er mit seinem geflügelten Pferd oder Wagen nieder – nur nicht die Krüppel, Bettler und Alten, die bereits hinter ihm an der Straße der Verwüstung stehen und ihn teilweise sogar in Spruchbändern um das Ende anflehen oder gar verwünschen, weil er sie zynisch verschont hat. Ungeachtet der historischen Realität – im Durchschnitt starben die schlechter ernährten, ungeschützten und durch Alter und Behinderung benachteiligten Schichten früher – tritt in den vergeblichen Todeswünschen der portraitierten Kranken das Moment der Hilf- und Machtlosigkeit gegenüber dem Schicksal besonders deutlich zutage; es korrespondiert mit ihrer Stellung am Rande der Gesellschaft: Nicht einmal der Tod mag sich ihnen nähern (von Hülsen-Esch 2013, S. 20).

Auch die späteren Totentänze spiegeln Todeswünsche der sozial ausgegrenzten, chronischen Kranken, wenn auch ohne eine paradoxe Distanz zum Tod; gattungskonform verschont hier der Tod niemanden. Im Basler Totentanz beispielsweise heißt der Krüppel den niederreißenden Tod willkommen:

> Ein armer Krüppel hie auff Erd/
> Zu einem Freund ist niemand werth:
> Der Tod aber will sein Freund syn/
> Er nimpt ihn mit dem Reichen hin.
> (Kaiser 1983, S. 238)

Es gibt aber auch Totentänze, in denen kontrastierend »der alte, arme und sieche Mensch [...] an seinem Leben hängt« (Odermatt-Bürgi 1996, S. 67).

Ein letztes Beispiel aus der literarischen Moderne zeigt den Einbruch der Krankheit in eine großbürgerliche Existenz, die den Tod eigentlich ausgegrenzt hat: Die alte Konsulin Buddenbrook erlebt längere Abschnitte ihres Sterbens bei Bewusstsein und bittet mehrfach ihre Ärzte um Erlösung:

> »Ich will gerne ...«, keuchte sie ... »ich kann nicht ... Was zu schlafen! ... Meine Herren, aus Barmherzigkeit! was zu schlafen ...!« [...] Aber die Ärzte kannten ihre Pflicht. Es galt unter allen Umständen, dieses Leben den Angehörigen so lange wie nur irgend möglich zu erhalten, während ein Betäubungsmittel sofort ein widerstandsloses Aufgeben des Geistes bewirkt haben würde. Ärzte waren nicht auf der Welt, den Tod herbeizuführen,

sondern das Leben um jeden Preis zu konservieren. [...] Sie stärkten im Gegenteil mit verschiedenen Mitteln das Herz und brachten durch Brechreiz mehrere Male eine momentane Erleichterung hervor.« (Mann 1909, 9. Teil, 1. Kapitel)

Im Roman verweisen das schlimme Sterben der Konsulin und ihre verschleierten, weil tabuisierten Todeswünsche auf den Kontext der Moderne, die vom natürlichen Tod entfremdet wirkt, und auf die zeitgenössische paternalistische Medizinethik.

## B 1.6 Fazit

Eine abschließende Synthese zu den Todeswünschen schwerkranker Patientinnen und Patienten in der Geschichte, wie sie hier lediglich kursorisch und exemplarisch aus sehr verschiedenen Bereichen ihrer Verschriftlichung (Historiographie, Recht, Medizin, Philosophie, Moraltheologie, Kunst) vorgestellt wurden, ist nur schwer möglich. Das Phänomen als solches lässt sich epochenübergreifend von der griechisch-römischen Antike bis zur Gegenwart nachweisen. Allerdings waren während der längsten Zeit Todeswünsche, v. a. im Zusammenhang mit dem christlichen Verdikt des Suizids, gesellschaftlich unerwünscht, wenn nicht sogar tabuisiert oder dämonisiert; daher entdecken wir meist nur indirekte Hinweise in Form von vollzogenen Kranken- und Alterssuiziden, in moraltheologischen Beichtspiegeln oder in Bildern der *Ars moriendi* oder des triumphierenden Todes. Vor allem im Zusammenhang mit der Ende des 19. Jahrhunderts aufflammenden Debatte um Euthanasie fungier(t)en Todeswünsche als zentrales, zunehmend juristisch wahrgenommenes Argument für ein selbstbestimmtes, würdeerhaltendes und »leichtes« Sterben. Allerdings zeigt der Blick in die Geschichte, dass die Überlieferung von Todeswünschen fast immer nicht allein ein Abbild der bitteren Realität ist, dass

## B 1.6 Fazit

diese also Äußerungen von verzweifelten Patientinnen und Patienten repräsentieren, die zumindest verbal nach reiflicher Überlegung oder im Affekt den Tod einem unerträglich gewordenen Leben vorziehen. Vielmehr werden Todeswünsche in verschiedenster Hinsicht instrumentalisiert: Sie dienen insbesondere als subjektiver Ausdruck oder objektives Zeichen von sozialer Schwäche und moralischem Verfall – aber auch von innerer Stärke! – sowie als Rechtfertigung gesellschaftlich erwünschter Thanatopraxis. In derselben Weise, wie Krankheit als Metapher genutzt werden kann und damit ihre Diagnose und Therapie erschwert werden (Sontag 1978), geschah und geschieht es auch mit Todeswünschen bei schweren Krankheiten. Es ist Zeit, diese Deutungspraxis zu ändern, die Äußerungen der Patientinnen und Patienten möglichst ohne Bewertungen zu hören und mit ihnen darüber ins Gespräch zu kommen.

# B 2

---

## Rechtliche Aspekte von Todeswünschen

Gunnar Duttge

### B 2.1 Grundwerte des Rechts

Das in Palliativmedizin wie Medizinethik schon seit längerem beleuchtete Phänomen sogenannter Todeswünsche tangiert aus rechtlicher Perspektive zwei fundamentale Wertprinzipien: den gesamtgesellschaftlich gebotenen Schutz menschlichen Lebens (Art. 2 Abs. 2 S. 1 des Grundgesetzes (GG)) und den Respekt gegenüber dem individuellen Selbstbestimmungsrecht (Art. 2 Abs. 1 i.V.m. Art. 1 Abs. 1 GG). Beide Fundamentalwerte beanspruchen innerhalb der geltenden Rechtsordnung *gleichermaßen* Geltung; sie stehen in keinem hierarchischen Rangverhältnis zueinander, sondern beschränken und bedingen sich wechselseitig: So ist in abstracto nicht bloß der ärztliche Heileingriff rechtfertigungspflichtig (Selbstbestimmung), sondern ebenso die Entscheidung zur Nichtintervention trotz möglicher Lebenserhaltung, wie in gleicher Weise nicht allein die Herbeiführung des Todes eines Anderen, sondern auch die Verweigerung trotz dahingehenden »ernstlichen« Verlangens des höchstpersönlich Betroffenen (§ 216 StGB). Niemals geht es auf der Prinzipienebene daher um ein Entweder/Oder, was es erlaubte, einen der beiden Fundamentalwerte von vornherein zu ignorieren, sondern vielmehr allein um die Frage, an welchem »Scheitelpunkt« sich aus welchen »guten Gründen« (Habermas 1971) die erlaubte (bzw. gebotene) von der rechtswidrigen (strafbaren) Lebensrettung separieren lässt – oder umgekehrt die kraft Autonomieprinzips »autorisierte« von der »nicht autorisierten« Todesherbeiführung (Duttge 2017).

Konkret darf daher einerseits im Lichte des Selbstbestimmungsrechts kein »Mündiger« zum Weiterleben gegen seinen Willen gezwungen werden, selbst wenn der »Höchstwert« des menschlichen Lebens auf dem Spiel steht. Denn nach dem modernen menschenrechtlichen Selbstverständnis ist es – jenseits metaphysisch-theologischer Unverfügbarkeitspostulate nach Maßgabe einer »Heiligkeit des Lebens« (Antoine 2004, Hauck 2012) – Sache jeder einzelnen Person, selbst eine eigenverantwortliche Entscheidung zu treffen, »wie und zu welchem Zeitpunkt ihr Leben beendet werden soll« (Europäischer Gerichtshof für Menschenrechte (EGMR), Urteil v. 20.1.2011 – 31322/07, Rn. 50 f.: Haas/Schweiz; zuvor bereits EGMR, Urteil v. 29.4.2002 – 2346/02, Rn. 64 f. unter Hinweis auf die »fortschreitende Entwicklung der Medizin in Verbindung mit einer längeren Lebenserwartung«: Pretty/Vereinigtes Königreich; EGMR v. 19.7.2012 – 497/09, Rn. 52: Koch/Deutschland; zuletzt Bundesverfassungsgericht (BVerfG), Urteil v. 26.2.2020 – 2 BvR 2347/15 u. a., Rn. 202 ff.: »Recht auf selbstbestimmtes Sterben«; BVerwG, Urteil v. 2.3.2017 – 3 C 19/15, Rn. 24 f.; BGH, Urteil v. 3.7.2019 – 5 StR 393/18, Rn. 28 ff.).

Andererseits wachsen die Anforderungen an eine solche »Freiverantwortlichkeit«, wenn die Folgen der individuellen Entscheidung buchstäblich existenziell und irreversibel sind wie beim absehbaren oder gar beabsichtigten Verlust des eigenen Lebens. So sieht etwa der EGMR den staatlichen Gesetzgeber für berechtigt (wenn nicht sogar für verpflichtet), (straf-)rechtliche Regelungen zur Abwendung lebenszerstörender Handlungen zu treffen: »Je schwerwiegender der Schaden ist, desto gewichtiger werden Überlegungen der öffentlichen Gesundheit und Sicherheit bei der Abwägung mit dem entgegenstehenden Grundsatz des Selbstbestimmungsrechts« (EGMR, Urteil v. 29.4.2002 – 2346/02, Rn. 74). Im Rahmen dieser generalisierenden Abwägung kommt dem gesamtgesellschaftlichen Anliegen gesteigertes Gewicht zu, die Betroffenen »vor einer voreiligen Entscheidung zu schützen und Missbräuche zu verhindern, insbesondere, dass ein nicht urteilsfähiger Patient eine tödliche Dosis erhält (...)« oder »Organisationen in diesem Bereich illegal und im Verborgenen mit erheblicher Missbrauchsgefahr tätig werden« (EGMR, Urteil v. 20.1.2011 – 31322/07, Rn. 56 f.).

## B 2.2 Sterbehilfetypologie

Diese wertbezogene Rahmung auf der Ebene der Rechtsprinzipien gilt für sämtliche Handlungsweisen innerhalb von Sozialverhältnissen, sofern die natürliche Lebensspanne eines anderen – sei es durch aktives Tun oder durch pflichtwidriges Unterlassen, direkt oder nur mittelbar – verkürzt wird. Das bedeutet aber keineswegs, dass die hieraus abgeleiteten Konkretisierungen auf der Ebene der Rechtsregeln für den jeweiligen Handlungsmodus einer »Hilfeleistung zum Tode« exakt dieselbe konkrete Bewertung verlangen. So ermöglicht das Kausalitätsprinzip sehr wohl, für die aktive zielgerichtete Zuführung eines tödlichen Mittels und damit Beherrschung des tödlichen Kausalverlaufs eine andere Abwägungsentscheidung vorzusehen als für das bloß mittelbare Ermöglichen des (meist nicht intendierten, nur mehr voraussehbaren) Todeseintritts als unweigerliche Folge eines nach Aufgabe des Therapieziels »Lebenserhaltung« sich anschließenden Unterlassungsgeschehens (sog. passive Sterbehilfe, besser Therapiebegrenzung oder Sterbenlassen; zur kontroversen Begrifflichkeit, Duttge 2006). Hier ist die »todeskausale Beherrschungsmacht« der Begleitenden meist schon faktisch (Ausnahme: Abschalten des Beatmungsgeräts), jedenfalls aber rechtlich aufgrund der geschuldeten Anerkennung des patientenseitigen Vetorechts (ggf. durch Stellvertretende ausgeübt) gegen körperinvasive Eingriffe limitiert. Ganz in diesem Sinne hat auch der Bundesgerichtshof (BGH) im »Fall Putz« danach unterschieden, ob das betreffende Handeln »einem bereits begonnenen Krankheitsprozess seinen Lauf lässt« (Therapiebegrenzung, ggf. durch aktive Beendigung herbeigeführt, sog. »tätiger Behandlungsabbruch«) oder aber die Weise der Lebensbeendigung sich »vom Krankheitsprozess abkoppelt«, hiermit also in keinerlei »Zusammenhang« steht (BGH, Urteil v. 25.6.2010 – 2 StR 454/09, Rn. 35 f.: Kriterium der »Behandlungsbezogenheit«).

Das tradierte Recht offenbarte allerdings zwischen dem Bereich des therapiebegrenzenden (»natürlichen«) Sterbenlassens und jenem der aktiven, auf unmittelbare Lebensbeendigung zielenden Handlungen nicht bloß divergierende Akzentuierungen, sondern eine auffällige Inkohärenz: Zu letzteren (Tötung auf Verlangen; assistierter Suizid) herrschte lange Zeit hinweg die Idee einer strikten »Unverfügbarkeit« und damit eines kategorischen Vorrangs des (insofern »absoluten«) Lebensschutzes vor (Suizid als Verstoß gegen das »Sittengesetz« bzw. die »Menschenwürde«), während die Therapiebegrenzung spätestens mit der gesetzlichen Verankerung einer – soweit anwendbar – strikt bindenden Patientenverfügung (§ 1901a Abs. 1 BGB) dezidiert vom Selbstbestimmungsrecht geprägt ist. Inzwischen hat sich jedoch die Einsicht durchgesetzt, dass es nicht Aufgabe des Rechts ist, nach simplen Schemata vorab zwischen einem »richtigen« und einem »falschen« Sterben zu kategorisieren; denn auch die »willkürlich von außen durch Menschenhand« gesetzte Todesherbeiführung kann aus Sicht des betroffenen Rechtssubjekts (Art. 1 Abs. 1 GG) irreversibel alternativlos sein (was den BGH jüngst dazu motiviert hat, den Anwendungsbereich des strafbewehrten Verbots nach § 216 StGB – Tötung auf Verlangen – einzuschränken: Beschluss v. 28.6.2022 – 6 StR 68/21). Die hier bei Fehlen eines intersubjektiv triftigen (»objektiven«) Grundes hinterfragte »Autonomie« des Willensentschlusses ist aber auch in Fällen von schwerst- und unheilbar Erkrankten alles andere als selbstverständlich. Hier verbietet das heutige Rechtsverständnis in gleicher Weise ein standardisiertes Sterben, sondern gebietet (solange der Einsatz lebenserhaltender Medizin nicht die äußersten Grenzen ärztlicher Vertretbarkeit überschreitet) ein individuelles, das nicht durch fremdbestimmende Zuschreibung mangelnder »Lebensqualität« oder »Würdigkeit« (hinter der sich diskriminierende Motive wie nach Maßgabe des numerischen Lebensalters verbergen können (Schleger und Reiter-Theil 2007, Bartig et al. 2021)) vereitelt werden darf. Die Möglichkeit einer Missachtung des Selbstbestimmungsrechts und eines Missbrauchs der Macht bilden mitnichten ein Alleinstellungsmerkmal allein der aktiv-direkten Tötung. Vielmehr verlangt auch bei der palliativmedizinischen »Leidlinderung« (sog. indirekte Sterbehilfe) wie bei der Therapiebegrenzung die Ermittlung des mutmaßlichen *individuellen* Patientenwillens jenseits von (tatsächlichen oder bloß vermeintlichen) »Normalitätsvorstellungen« (vgl. § 1901a Abs. 2 S. 2, 3 BGB) größte Sorgfalt.

## B 2.3 Das Problem des assistierten Suizids

Dies ist der rechtliche Hintergrund, vor dem das Bundesverfassungsgericht (BVerfG) in seinem Urteil vom 26.2.2020 festgestellt hat, dass das grundrechtlich geschützte »Recht auf selbstbestimmtes Sterben« auch – soweit gewollt – die Einbeziehung bereitwilliger Dritter bei der Umsetzung des selbst gesetzten Todeswunsches um-

B 2.3 Das Problem des assistierten Suizids

fasst, damit »der Mensch [...] nicht in Lebensformen gedrängt wird, die in unauflösbarem Widerspruch zum eigenen Selbstverständnis stehen« (BVerfG, Urteil v. 26.2.2020 – 2 BvR 2347/15 u.a., Rn. 209, 213). Demzufolge darf die Inanspruchnahme Dritter, wenn von deren Mitwirkung die Realisierung des Suizidwillens maßgeblich abhängt, nicht durch ein (zu) weitreichendes staatliches Verbot (wie § 217 StGB a.F.: »Strafbarkeit der geschäftsmäßigen Suizidbeihilfe«) vereitelt werden. Rechtsethisch liegt dem die Überzeugung zugrunde, dass sich Suizidhelfende nicht eine Abwertung des »Lebenswerts« (unzulässigerweise: BGH, Urteil v. 2.4.2019 – VI ZR 13/18: »Leben ist kein Schaden«) anmaßen, sondern sich nur mehr dem Handlungsziel des Suizidwilligen unterordnen: »Wenn die Gesamttat [...] aber vom Autonomieprinzip geprägt ist, und niemand in strafrechtsrelevanter Weise eigene Rechtsgüter angreifen kann, dann muss dies notwendig auch für jenen gelten, der nur unselbständiger Teil des Gesamtgeschehens ist« (Duttge 2020). Ganz in diesem Sinne hat auch der österreichische Verfassungsgerichtshof entschieden und den dort geltenden Straftatbestand der Suizidbeihilfe (§ 78 Hs. 2 öStGB) ebenfalls für verfassungswidrig erklärt (öVerfGH, Urteil v. 11.12.2020 – G 139/2019-71; dazu näher Bernat 2021).

Diese Positionierung auf Basis des Autonomieprinzips ist jedoch mit zwei wesentlichen Implikationen verknüpft: Zum einen kommt der grundrechtlich verbürgte Anspruch auf »Persönlichkeitsentfaltung zum Tode hin« von vornherein nur zum Tragen, wenn die oder der einzelne Suizidwillige – was die klare Ausnahme sein dürfte – wirklich autonom über ihr oder sein eigenes Ableben verfügt hat. Zum anderen hat das BVerfG mit Blick auf die gesamtgesellschaftliche Dimension menschlicher Suizidalität (sei es allgemein oder im Besonderen von palliativmedizinisch Betreuten) sehr wohl die Unverzichtbarkeit eines »legislativen Schutzkonzepts« zur Erhaltung von Autonomie und Leben in den jeweiligen sozialen Welten anerkannt. Der dem Gesetzgeber eingeräumte (weite) Beurteilungsspielraum (vgl. BVerfG, Urteil v. 26.2.2020 – 2 BvR 2347/15 u.a., Rn. 338 f.) hat im Widerstreit der vorliegenden Konzeptionen (zu den Gesetzentwürfen der letzten Legislaturperiode

(Duttge 2021, Neumann 2021, Pfeifer 2021)) bis dato noch nicht zu einem Mehrheitsentscheid geführt. Die Spannbreite der rechtspolitischen Vorstellungen reicht von der Sorge vor einem »Suizidverhinderungsgesetz« bis zu der gegenteiligen eines bloßen »Etikettenschwindels« der »Pseudokontrolle«. Offen ist aber insbesondere, unter welchen Rationalitätsbedingungen – sofern darin nicht schon ein »rationalistischer Fehlschluss« (Becker und Plasger 2010) liegen sollte – ein Suizidentschluss überhaupt als »autonom« gefasster gelten kann. Eine aktuelle Stellungnahme der Österreichischen Gesellschaft für Geriatrie und Gerontologie geht davon aus, dass der Suizid »vielfach« am Ende eines längeren Prozesses von »Abwägen und Entscheiden« stehe, »unbeeinflusst von Affekten, im Glauben, am Ende eines erfüllten Lebens angelangt zu sein [...]« – auch als »Reaktion auf altersspezifische Situationen mit mehrfachen Belastungen, die als wenig oder gar nicht beeinflussbar eingeschätzt werden« (Frühwald und Pinter 2021). Jenseits der vielfältigen Autonomiekonzeptionen in Philosophie und Ethik verlangt die im Strafrecht vorherrschende Auffassung (sogenannte »Einwilligungslösung«) eine »Freiverantwortlichkeit« auf Basis hinreichenden Verstehens (»informed consent«) sowie frei von (äußeren oder inneren) kontrollierenden »Zwängen«. Denn nur auf dieser Basis kann die lebensweltliche Realität regelhaft vorkommender »Appellsuizide« ernstgenommen und der Gefahr bloß »fiktionaler Mündigkeit« (Schreiber 2007) entgegengewirkt werden (ausführlich zum Streitstand in Abgrenzung zur sogenannten »Exkulpationslösung«: Kienzerle 2021, S. 188 ff.). Mit Blick auf die Irreversibilität einer »Totalverfügung« über das eigene Leben spricht auch das tutioristische Argument (in Anlehnung an Hans Jonas' »Heuristik der Furcht«, 1984) für eine erhebliche Zurückhaltung bei der Zuerkennung der individuellen »Suizidfähigkeit«.

Das macht es einsichtig, warum bei spontanen Suizidtendenzen die Grundintuition des Menschen schon seit alters her zur lebensrettenden Intervention drängte. Ganz in diesem Sinne verlangt die aktuelle höchstrichterliche Rechtsprechung – auch das BVerfG –

für die Annahme eines freiverantwortlichen Suizids eine »gewisse Dauerhaftigkeit« als Beleg für die erforderliche »innere Festigkeit und Zielstrebigkeit« auf Basis hinreichender »Reflexion« über die geplante Lebensbeendigung (BVerfG, Urteil v. 26.2.2020 – 2 BvR 2347/15 u. a., Rn. 244; s. auch BGH, Urteil v. 3.7.2019 – 5 StR 132/18, Rn. 21 und OLG Hamburg, Beschluss v. 8.6.2016 – 1 Ws 13/16: nicht einer »depressiven Augenblicksstimmung« entspringend). Das hat seine umso größere Berechtigung, als Todeswünschen offenbar sehr unterschiedliche Sinngebungen eigen sein können, vermutlich von der Versorgungssituation nicht unabhängig sind und sogar das gleichzeitige Bestehen eines Lebenswillens nicht ausschließen (Galushko und Voltz 2012). Dann aber wird in prozeduraler Hinsicht verpflichtend eine multiprofessionelle Beratung und psychiatrische Abklärung sowie ein Nachweis der Beständigkeit des Sterbewunsches (d. h. Bekräftigung nach Ablauf einer Zeitspanne) verlangt werden müssen (Bormann 2021). Unsicher ist allerdings, ob jedwede psychiatrische Diagnose bereits per se der Annahme eines autonomen Suizidwillens entgegensteht. Hiergegen hat der Züricher Psychiater Hoff beachtenswert eingewandt, dass eine kategorische Intoleranz als ein Akt der »Diskriminierung« betrachtet werden könnte (Hoff 2021) – zugleich gilt aber auch: Es wäre »fatal zu verkennen, wenn ein Suizidwunsch krankheitsbedingt ist« (ebd.).

## B 2.4 Arznei- und Betäubungsmittelrecht

In seinem Urteil vom 26.2.2020 hat das BVerfG seine zentrale These von einer »faktischen Entleerung« des Rechts auf selbstbestimmtes Sterben nicht zuletzt auch mit dem ärztlichen Berufsrecht (i. d. F. vor dem 124. Deutschen Ärztetag 2021: § 16 S. 3 MBO-Ä a. F.) sowie dem geltenden Arznei- und Betäubungsmittelrecht begründet. So ist in § 5 Arzneimittelgesetz (AMG) ein allgemeines (strafbewehrtes, vgl. § 95 Abs. 1 Nr. 1 AMG) Verbot statuiert, »bedenkliche Arzneimittel in den Verkehr zu bringen oder bei einem anderen Menschen anzuwenden«, mithin solche Präparate, »bei denen nach dem jeweiligen Stand der wissenschaftlichen Erkenntnisse der begründete Verdacht besteht, dass sie bei bestimmungsgemäßem Gebrauch schädliche Wirkungen haben«. Die Möglichkeit einer Zweckentfremdung (etwa von Metoclopramid oder Chloroquin) zu Suizidzwecken auf dem legalen Vertriebsweg ist davon zwar nicht erfasst, solange sich keine Praxis des Missbrauchs etabliert hat (Oğlakcıoğlu 2019). Würde künftig jedoch ein suizidgeeignetes Arzneimittel regelhaft hierfür eingesetzt, könnte nur noch eine verfassungskonforme Umdeutung des Gesetzes vor Strafe bewahren, etwa in dem Sinne, dass der Todeseintritt infolge eines »freiverantwortlichen Suizids« nicht Folge einer »schädlichen Wirkung« sei (Schnorr 2021). Unabhängig davon benötigt die oder der Suizidwillige aber stets eine ärztliche Verschreibung (vgl. § 1 Arzneimittelverschreibungsverordnung (AMVV)) und ist auf die Ausgabe des Mittels durch eine Apotheke angewiesen (§ 43 Abs. 1 AMG), die sich dem Ansinnen bei triftigen Bedenken verweigern darf (§ 17 Abs. 5 S. 3 Apothekenbetriebsordnung (ApBetrO)). Jenseits dieses legalen Vertriebsweges ist der Erwerb von verschreibungspflichtigen Arzneimitteln bei Anbietenden, die diese entgeltlich, gewerbs- oder berufsmäßig abgeben, als Anstiftung zu einem verbotenen Handeltreiben gem. § 95 Abs. 1 Nr. 4 AMG, § 26 StGB zu qualifizieren.

Die ärztliche Verschreibung eines tödlichen Präparats zu Suizidzwecken (wie etwa Natrium-Pentobarbital) findet sich zwar nicht vom AMG, wohl aber von § 29 Abs. 1 Nr. 6 lit. a) i.V.m. § 13 Abs. 1 S. 1 BtMG erfasst. Nach bisheriger Rechtsauffassung ist die Anwendung eines Betäubungsmittels nur insoweit »begründet«, wie dies dem ärztlichen Heilauftrag entspricht (z. B. BGH, Urteil v. 8.5.1979 – 1 StR 118/79: sie ergibt sich »aus der Aufgabe des Arztes«, d.h. »Erfordernis ärztlicher Indikation«; Gavela 2013). Die Intention, unheilbar Schwerstkranken zu einem autonomen Suizid zu verhelfen, begründet auch keine Straffreiheit aufgrund rechtfertigenden oder entschuldigenden Notstands (§§ 34, 35 StGB, dazu BGH, Urteil v. 7.2.2001 – 5 StR 474/00: jedenfalls bei Fehlen eines »persönlichen Näheverhältnisses«). Darüber hinaus ist auch jeder Erwerb oder unerlaubte Besitz von Betäubungsmitteln unabhängig von dessen Zielsetzung strafbar (§ 29 Abs. 1 Nrn. 1, 3 BtMG), so dass ebenso die Suizidentin oder der Suizident die Grenze zur Illegalität übertritt (Oğlakcıoğlu 2019). Allein das Bundesinstitut für Arzneimittel und Medizinprodukte (BfArM) könnte nach Maßgabe der §§ 3, 5 ff. BtMG eine Ausnahmegenehmigung erteilen: Es hat dahingehende Anträge aber in der Vergangenheit stets abschlägig verbeschieden, weil die Zugänglichmachung zum Zwecke der Selbsttötung nicht mit dem Zweck des BtMG – die notwendige medizinische Versorgung der Bevölkerung bei gleichzeitigem Ausschluss missbräuchlicher Anwendung sicherzustellen (§ 5 Abs. 1 Nr. 6 BtMG) – vereinbar sei (zuletzt z. B. OVG NRW, Urteil v. 2.2.2022 – 9 A 146/21).

An diesem Punkt hat das Bundesverwaltungsgericht (BVerwG) mit seinem Beschluss vom 2.3.2017 (3 C 19/15) angesetzt und im Lichte des Grundrechts auf ein »selbstbestimmtes Sterben« eine richterrechtliche Ausnahme vom Erlaubnisverbot des § 5 Abs. 1 Nr. 6 BtMG dekretiert: BfArM sei nicht an der Erteilung einer Ausnahmegenehmigung gehindert, »wenn sich der suizidwillige Erwerber wegen einer schweren und unheilbaren Erkrankung in einer extremen Notlage befindet«, die »mit gravierenden körperlichen Leiden, insbesondere starken Schmerzen verbunden ist [und] bei dem Betroffenen zu einem unerträglichen Leidensdruck führen und nicht ausreichend gelindert werden« kann, ohne dass dem Antragsteller eine »andere zumutbare Möglichkeit zur Verwirklichung des Sterbewunsches« offensteht (Rn. 31). In einer Folgeentscheidung stellte das BVerwG jedoch klar, dass es diesen Ausnahmefall restriktiv verstehen will und es für den Regelfall daher bei der mangelnden Erlaubnisfähigkeit nach § 5 Abs. 1 Nr. 6 BtMG bleibe, zumal es grundsätzlich Sache des Gesetzgebers sei, den notwendigen Ausgleich zwischen Selbstbestimmungsrecht und Lebensschutz rechtsgestaltend herbeizuführen (BVerwG, Urteil v. 28.5.2019 – 3 C

6/17, Rn. 21 ff.). Eben dies, vor allem »Anpassungen des Betäubungsmittelstrafrechts«, hatte zuvor schon das BVerfG angeregt (Urteil v. 26.2.2020 – 2 BvR 2347/15 u. a., Rn. 341 f.: bei gleichzeitiger Aufrechterhaltung der im »Arzneimittel- und Betäubungsmittelrecht verankerten Elemente des Verbraucher- und Missbrauchsschutzes«). In zwei nachfolgenden Beschlüssen meinte das BVerfG dagegen, dass sich mit Nichtigkeit des § 217 StGB und damit Wegfall des Strafbarkeitsrisikos für Ärztinnen und Ärzte sowie Organisationen »die Frage nach der Zumutbarkeit der Inanspruchnahme von Sterbehilfe statt einer Erlaubnis zum Erwerb eines Betäubungsmittels [scil.: nach Maßgabe der BVerwG-Bedingungen für Ausnahmefälle] heute anders darstell[e]« (Beschluss v. 20.5.2020 – 1 BvL 2/20 u. a., Rn. 15; ähnlich Beschluss v. 10.12.2020 – 1 BvR 1837/19; s. auch OVG Münster, Beschluss v. 24.3.2021 – 9 B 50/21). Infolgedessen dürften bis auf Weiteres Anträge auf Erlass einer Ausnahmegenehmigung durch das BfArM, deren Erfolgsaussichten schon bisher aufgrund eines »Nichtanwendungserlasses« des Bundesgesundheitsministeriums hintertrieben wurden (dazu näher Ruf 2021), jetzt erst recht aussichtslos sein.

## B 2.5  Grenzen der Leidminderung

Unzureichend beherrschte Symptome (wie Schmerzen, Atemnot, Erbrechen u. a. m.) sind, wie auch die Erweiterte S3-Leitlinie »Palliativmedizin für Patienten mit einer nicht-heilbaren Krebserkrankung« (Leitlinienprogramm Onkologie 2020) feststellt, zweifelsohne ein bedeutsamer Faktor für das Entstehen von Todeswünschen. Es sollte sich daher von selbst verstehen, dass auf eine fortlaufende, sorgfältige Symptomkontrolle und effektive Linderung systematisch zu achten ist. Aus rechtlicher Sicht kann das pflichtwidrige Unterlassen einer Schmerzbekämpfung ohne Weiteres als strafbare Körperverletzung (§§ 223, 13 StGB) zu ahnden sein.

## B 2.5 Grenzen der Leidminderung

Erlaubt ist aber keine Absolutsetzung des Leidlinderungsimperativs, weil dieser unter dem doppelten Vorbehalt von Selbstbestimmungsrecht und Lebensschutz steht: Der Rechtsbegriff der »indirekten Sterbehilfe« sichert einen ärztlichen Handlungsspielraum des Erlaubten selbst bei möglicher, notgedrungen in Kauf genommener Lebensverkürzung, soweit sich diese nicht bei Einsatz der Medikamente prognostisch zu einer ernstzunehmenden, wahrscheinlichen Aussicht verdichtet. Oder anders formuliert: Durch die leidmindernden Maßnahmen dürfen nicht wesentliche Risikofaktoren für eine Tötung der Patientin oder des Patienten gesetzt werden, so dass ihr oder sein unmittelbares Fortleben bloß noch Gegenstand lebensfernen Hoffens ist (Duttge 2018). Zur Abwehr paternalistischer Fremdbestimmung nach »Lebensunwert«-Empfinden ungebetener Nothelfenden gilt des Weiteren auch hier das Einwilligungserfordernis – mit striktem Vorrang des authentischen gegenüber dem gemutmaßten Willen, solange die Betroffenen noch (zumindest zeitweise) als einwilligungsfähig beurteilt werden (§ 630d Abs. 1 BGB). Die therapeutische Einschätzung des Bedarfs an Leidlinderung nach Art und Dosis fällt in die primäre Verantwortung der oder des die Indikation stellenden Ärztin oder Arztes; bei »Gefahr in Verzug«, wenn also die ärztliche Anweisung nicht ausreicht, um eine angemessene schmerztherapeutische Versorgung sicherzustellen, soll anstelle des unerreichbaren Arztes »ausnahmsweise« auch eine Pflegekraft die Leidlinderung verantworten dürfen (so BGH, Beschluss v. 26.5.2020 – 2 StR 434/19). Diese Ausnahme ist jedoch streng zu handhaben, damit Patientinnen und Patienten nicht einem »Macher nach eigenem Recht und Vorteil« ausgeliefert werden (Duttge und Pfeifer 2021). Auch insoweit bleiben Pflegekräfte auf eine gehilfenschaftliche Rolle gegenüber der ärztlichen Weisungshoheit verwiesen, und mit Blick auf die konkrete leidlindernde Maßnahme auf solche, die in der Sache den »Regeln der ärztlichen Kunst« (BGH, aaO.) entsprechen.

# B 3

## Zur ethischen Beurteilung von Suizidwünschen

Jakov Gather, Esther Braun und Jochen Vollmann

## B 3.1 Einleitung

Die Aufgabe der Medizin besteht im Allgemeinen in der Heilung oder Linderung von Krankheiten. Die medizinische Behandlung akuter sowie chronischer Erkrankungen kann das Leben deutlich verlängern, was für viele Patientinnen und Patienten wünschenswert ist. Manche Betroffenen wünschen jedoch keine kurative Behandlung oder lehnen eine Lebensverlängerung um jeden Preis ab.

## B 3.1 Einleitung

Menschen im hohen Alter, die das Gefühl haben, »ihr Leben gelebt« zu haben, oder Personen, die sich nach einer langen Krankheits- und Leidensphase nicht mehr vorstellen können, noch einmal eine belastende und nebenwirkungsreiche Therapie auf sich zu nehmen, sind nur zwei von vielen möglichen Beispielen.

Die Palliativmedizin, die sich zum Ziel setzt, die Lebensqualität bei unheilbaren Erkrankungen zu verbessern, wenn keine kurativen Therapien mehr indiziert oder gewünscht sind, hat sich in den letzten Jahrzehnten etabliert. Es ist zum festen Bestandteil ärztlicher Aufgaben geworden, unheilbar Kranken und Sterbenden eine bestmögliche medizinische und psychosoziale Versorgung anzubieten, die nicht unbedingt einen Lebenserhalt oder eine Lebensverlängerung zum Ziel haben muss.

Darüber hinaus hat sich der Respekt vor dem selbstbestimmten Patientenwillen zu einem festen ethischen und rechtlichen Grundpfeiler im Arzt-Patienten-Verhältnis entwickelt, und zwar auch dann, wenn Patientinnen und Patienten einem ärztlichen Rat nicht folgen wollen, eine medizinisch indizierte Therapie ablehnen und den eigenen Tod einer Lebensverlängerung vorziehen. Das sog. Sterbenlassen (»passive Sterbehilfe«) ist zu einer ethisch und rechtlich akzeptierten Praxis am Lebensende geworden (Nationaler Ethikrat 2006). Hierdurch wird die Wichtigkeit des ethischen Prinzips der Selbstbestimmung deutlich, das neben Fürsorge, Schadensvermeidung und Gerechtigkeit zu den vier breit akzeptierten Prinzipien in der medizinischen Ethik zählt (Beauchamp und Childress 2019). Ärztliche Aufgabe ist hiernach nicht nur, gemäß dem Prinzip der Fürsorge das Wohlergehen von Erkrankten zu fördern, sondern auch, ihnen selbstbestimmte Entscheidungen über ihre eigene Gesundheit und ihr Leben zu ermöglichen.

Im Gegensatz zu diesen Entscheidungen gegen eine Lebensverlängerung werden Situationen, in denen Menschen ihr Leben vor Eintritt eines »natürlichen« Todes aktiv beenden wollen, kontrovers diskutiert. In diesem Beitrag möchten wir derartige Situationen ethisch analysieren. Dabei beschränken wir uns auf Fälle, in denen Menschen Selbsttötungsabsichten äußern und gegebenenfalls um ärztliche Unterstützung bei der Selbsttötung bitten. Nicht näher eingehen werden wir auf Fälle des freiwilligen Verzichts auf Nahrung und Flüssigkeit (Bickhardt und Hanke 2014, Kaufmann et al. 2020, Starke 2020, Chabot und Walther 2021) sowie auf die in den Beneluxstaaten unter bestimmten Voraussetzungen straffreie, in Deutschland jedoch strafbare Tötung auf Verlangen (»euthanasia«) (Nationaler Ethikrat 2006, van der Heide 2013, Möller 2020).

## B 3.2 Selbsttötungen verhindern?

Die Prävention von Suiziden ist eine wesentliche Aufgabe der Psychiatrie und der Medizin als Ganzes (Deutscher Ethikrat 2014, 2017, 2022). Es gibt eigene Fachgesellschaften wie die Deutsche Gesellschaft für Suizidprävention (DGS)[2] und eigene Programme wie das Nationale Suizidpräventionsprogramm (NaSPro) Deutschland[3], deren zentrales Ziel es ist, die Zahl von Suiziden zu reduzieren. Die Äußerung von Selbsttötungsabsichten wird in der Regel als medizinischer Notfall angesehen, wobei Konsens ist, in solchen Notfallsituationen psychiatrische Expertise hinzuzuziehen (Wolfersdorf 2008). Wenn »akut suizidale« Menschen eine freiwillige psychiatrische Konsultation ablehnen, können sie unter bestimmten Voraussetzungen gegen ihren Willen in ein psychiatrisches Krankenhaus eingewiesen werden (Henking und Mittag 2015). Rechtliche Grundlage hierfür sind die in jedem Bundesland leicht variierenden Psychisch-Kranken-(Hilfe)-Gesetze (PsychK(H)G) (Gerlinger et al. 2019). In § 11 Abs. 1 des nordrhein-westfälischen PsychKG heißt es dazu beispielsweise: »Die Unterbringung Betroffener ist nur zulässig,

---

[2] Weitere Informationen unter: https://www.suizidprophylaxe.de/ (Stand: 31.03.2022).
[3] Weitere Informationen unter: https://www.suizidpraevention.de/ (Stand: 31.03.2022).

wenn und solange durch deren krankheitsbedingtes Verhalten gegenwärtig eine erhebliche Selbstgefährdung [...] besteht, die nicht anders abgewendet werden kann. [...]«.

Eine Person an der Umsetzung ihrer Suizidabsicht zu hindern und sie dabei auch gegen ihren Willen in einem Krankenhaus unterzubringen, scheint dem medizinethischen Prinzip der Selbstbestimmung zunächst zu widersprechen. Jedoch lässt sich empirisch zeigen, dass die meisten suizidalen Personen *keine* selbstbestimmte Entscheidung treffen, sondern sich in einer akuten Krisensituation befinden. Solche Suizidwünsche entstehen häufig aus einem Impuls heraus und ohne zeitlichen Vorlauf in einem Zustand, in dem die Fähigkeit zur selbstbestimmten Entscheidungsfindung erheblich eingeschränkt ist (Wolfersdorf und Etzersdorfer 2011). Dies kann beispielsweise durch eine akute psychosoziale Krise, eine Intoxikation mit einer psychotropen Substanz oder eine Episode einer psychischen Erkrankung verursacht sein (Wolfersdorf 2008, Hawton und van Heeringen 2009).

In solchen Fällen kann es legitim sein, schwach paternalistisch entgegen den aktuellen Präferenzen der Betroffenen zu handeln (Borecky et al. 2019). Wenn selbstbestimmten Patientenhandlungen entgegengetreten wird, wird von *starkem* Paternalismus gesprochen, der in der Medizinethik grundsätzlich äußerst kritisch gesehen und in den meisten Fällen abgelehnt wird. Sind die aktuellen Handlungsabsichten hingegen nicht selbstbestimmt, wird von *schwachem* Paternalismus gesprochen, der im Allgemeinen als gerechtfertigt oder sogar geboten gilt (Schöne-Seifert 2009). Um Paternalismus im Umgang mit Selbsttötungsabsichten rechtfertigen zu können, ist es daher elementar, zwischen selbstbestimmten und nicht selbstbestimmten Äußerungen unterscheiden zu können und zwischen schwach und stark paternalistischen Eingriffen in die Wünsche von Patientinnen und Patienten zu differenzieren.

Damit eine Entscheidung als selbstbestimmt angesehen werden kann, wird in der Regel die Erfüllung dreier Kriterien gefordert. Zum einen müssen Personen die für ihre Entscheidung relevanten Informationen erhalten (Kriterium der *Informationsvermittlung*) sowie ihre Entscheidung ohne unzulässigen Druck von Dritten treffen (Kriterium der *Freiwilligkeit*). Zum anderen muss das Kriterium der *Selbstbestimmungsfähigkeit* erfüllt sein, d. h. die Betroffenen müssen in der Lage sein, (1) die ihnen vermittelten Informationen zu verstehen (sog. Informationsverständnis), (2) die verschiedenen Optionen und ihre Konsequenzen gegeneinander abzuwägen (sog. Urteilsvermögen), (3) einzusehen, dass ihre körperliche oder psychische Gesundheit eingeschränkt ist und zu ihrer Besserung Behandlungsmaßnahmen zur Verfügung stehen (sog. Einsichtsfähigkeit), und schließlich (4) eine Entscheidung zu treffen und zu kommunizieren (sog. Ausdrucksfähigkeit der Entscheidung) (Appelbaum 2007, Vollmann 2008, Deutsche Gesellschaft für Psychiatrie und Psychotherapie, Psychosomatik und Nervenheilkunde 2014, Scholten und Vollmann 2017, Gather und Scholten 2022).

Menschen, die beispielsweise in einer depressiven Episode aufgrund einer ausgeprägten krankheitsbedingten Hoffnungslosigkeit nicht der Lage sind zu erkennen, dass therapeutische Möglichkeiten für die Behandlung ihrer Depression zur Verfügung stehen, und vor diesem Hintergrund eine Suizidabsicht äußern, sind in ihrer Einsichtsfähigkeit und ihrem Urteilsvermögen und damit in ihrer Selbstbestimmungsfähigkeit eingeschränkt. Die Verhinderung ihres nicht selbstbestimmten Suizides mit dem Ziel, das Leben zu erhalten und die Gesundheit und Selbstbestimmungsfähigkeit bestmöglich wiederherzustellen, stellt demnach einen ethisch gerechtfertigten und zeitlich befristeten Eingriff in die krankheitsbedingt eingeschränkte Selbstbestimmung der Betroffenen dar (Schramme 2017). Solche schwach paternalistischen Maßnahmen werden retrospektiv in der Regel auch von den Betroffenen befürwortet. Menschen, deren Suizide verhindert worden sind, sind nach einer erfolgten psychiatrischen Behandlung über ihre »Rettung« häufig dankbar und nehmen von ihren Suizidabsichten Abstand (Bronisch 2007, Nationales Suizidpräventionsprogramm für Deutschland/ Deutsche Gesellschaft für Suizidprävention 2014).

## B 3.3 Selbsttötungen unterstützen?

Während die Suizidprävention einen wichtigen Stellenwert in der Medizin einnimmt, hat sich in einigen Ländern – scheinbar paradoxerweise – auch die ärztliche Assistenz bei Selbsttötungen in einem gewissen Maß etabliert. In Ländern wie der Schweiz, den Beneluxstaaten und einigen US-Bundesstaaten stellen Ärztinnen und Ärzte nicht nur tödliche Medikamente zur Verfügung, sondern begleiten und unterstützen Patientinnen und Patienten gegebenenfalls auch während ihrer Selbsttötung. Dieser scheinbare Widerspruch löst sich auf, wenn anerkannt wird, dass es neben den häufigeren nicht selbstbestimmten Suiziden in akuten Krisensituationen auch seltenere selbstbestimmte Selbsttötungen gibt. Letztere sind unter anderem dadurch gekennzeichnet, dass keine krankheits-, intoxikations- oder krisenbedingte Einschränkung der Selbstbestimmungsfähigkeit vorliegt, die Entscheidung nicht unüberlegt und impulshaft, sondern nach einem längeren Überlegungsprozess wohlüberlegt getroffen wird, und ihre Durchführung nicht »heimlich«, sondern häufig nach wiederholter, offener Diskussion mit und im Beisein von Angehörigen und/oder Professionellen getroffen wird (Gather und Vollmann 2015, Den Hartogh 2016). Eine stark paternalistische Verhinderung solcher Suizide würde dem medizinethischen Prinzip der Selbstbestimmung widersprechen und ist somit in der Regel nicht gerechtfertigt – abgesehen von eventuell vorübergehend notwendigen Interventionen, um feststellen zu können, ob es sich bei der Selbsttötungsabsicht tatsächlich um eine selbstbestimmte Entscheidung einer Person handelt (Birnbacher 2004, Schweizer Nationale Ethikkommission im Bereich Humanmedizin 2005, Nationaler Ethikrat 2006, Vollmann 2008, Borasio et al. 2014, Vollmann 2015, Schöne-Seifert 2020).

Ob eine Praxis ethisch gerechtfertigt ist, in der Ärztinnen und Ärzte bei einem Sterbewunsch durch die Bereitstellung tödlicher Medikamente und Hilfe bei deren Einnahme unterstützen, wird in

Deutschland seit Jahren kontrovers diskutiert. Besonders gilt dies für Fälle, in denen die Suizidassistenz potenziell wiederholt erfolgen soll und damit »den Anschein einer sozialen Normalität« (Deutscher Ethikrat 2014, 2017) erwecken könnte. Ende 2015 trat mit dem § 217 StGB eine strafrechtliche Regelung in Kraft, welche die geschäftsmäßige, d. h. auf Wiederholung angelegte Förderung der Selbsttötung unter Strafe stellte. Trotz dieses Verbots zeigen verschiedene Umfragen seit Jahren eine breite Unterstützung assistierter Selbsttötungen durch Betroffene und die Gesellschaft im Allgemeinen (Jox 2017). Umfragen zeigen zudem, dass ca. 40 % der Ärztinnen und Ärzte zur Suizidassistenz bereit wären (Schildmann et al. 2015a, Schildmann et al. 2015b). Die strafrechtliche Regelung war daher wiederholt Gegenstand öffentlicher Diskussionen, und letztlich wurde der § 217 StGB Anfang 2020 durch das Bundesverfassungsgericht (BVerfG) außer Kraft gesetzt. Die Entscheidung des BVerfG rekurriert deutlich auf das Prinzip der Selbstbestimmung (Braun 2022, Braun et al. 2022): »Die Entscheidung des Einzelnen, seinem Leben entsprechend seinem Verständnis von Lebensqualität und Sinnhaftigkeit der eigenen Existenz ein Ende zu setzen, ist im Ausgangspunkt als Akt autonomer Selbstbestimmung von Staat und Gesellschaft zu respektieren« (Bundesverfassungsgericht 2020).

Verschiedene ärztliche Organisationen und medizinische Fachgesellschaften stehen der Entscheidung des BVerfG kritisch gegenüber und betonen, dass die Unterstützung beim Suizid keine ärztliche Aufgabe sei (Bundesärztekammer 2020, Deutsche Gesellschaft für Palliativmedizin e. V. 2020, Deutsche Gesellschaft für Psychiatrie und Psychotherapie, Psychosomatik und Nervenheilkunde 2020). Das BVerfG selbst weist in seiner Entscheidung darauf hin, dass die ärztliche Unterstützung von Selbsttötungen nicht verpflichtend sein kann. Jedoch sollte aus einer fehlenden Verpflichtung zum assistierten Suizid nicht pauschal geschlossen werden, dass es sich hierbei nicht auch um eine ärztliche Aufgabe handeln kann. Die ärztliche Aufgabe liegt im Allgemeinen darin, Leiden zu verhindern oder zu lindern und die Selbstbestimmung von Patientinnen und Patienten zu fördern, was grundsätzlich beides mit der Möglichkeit des assistierten Suizids vereinbar ist – schließlich sind die Bewahrung von Selbstbestimmung und die Verringerung von Leiden zwei zentrale Gründe, die Betroffene für ihren Wunsch nach assistiertem Suizid angeben (Kious und Battin 2019). Viele sind zudem der Meinung, dass ärztlich assistierte Suizide bei schweren Erkrankungen eine bessere Alternative zu allein durchgeführten Suiziden darstellen. Während letztgenannte als unsicher und einsam angesehen werden, werden assistierte Suizide als schmerzfrei, sicher und besser für die persönlichen Beziehungen zu anderen wahrgenommen (Wiebe et al. 2020). Daten aus dem US-Bundesstaat Oregon, in dem assistierter Suizid seit 1997 rechtlich unter bestimmten Voraussetzungen zulässig ist, zeigen auch, dass nur ca. zwei Drittel der Patientinnen und Patienten, denen tödliche Medikamente zur Verfügung gestellt worden sind, diese auch einnehmen (Public Health Division Center for Health Statistics 2020). Dies weist darauf hin, dass bereits die Bereitstellung der Medikamente den Betroffenen die Sicherheit verleihen kann, ihr Leben selbstbestimmt beenden zu können, und eine große Erleichterung bewirken kann.

Unterstützung bei selbstbestimmten Suiziden sollte jedoch nicht im Gegensatz zur Suizidprävention stehen. Maßnahmen zur Prävention nicht selbstbestimmter Suizide sind ebenfalls elementar zur langfristigen Unterstützung der Patientenselbstbestimmung und zur Förderung des Patientenwohls. Die Entscheidung des BVerfG betont daher die Wichtigkeit regulatorischer Rahmenbedingungen, um den selbstbestimmten Charakter assistierter Suizide sicherzustellen. Hierfür ist die Feststellung der Selbstbestimmungsfähigkeit nach den oben genannten Kriterien besonders wichtig.

Das Auftreten nicht selbstbestimmter Sterbewünsche ist dabei nicht auf Menschen mit psychischen Erkrankungen begrenzt. In manchen Fällen ist auch die Selbstbestimmungsfähigkeit bei schweren körperlichen Erkrankungen eingeschränkt, zudem können bei terminalen körperlichen Erkrankungen begleitende depressive Erkrankungen vorliegen (Rayner et al. 2011). Auch in der somatischen Medizin muss also überprüft werden, ob Patientinnen und Patienten selbstbestimmt entscheiden können, da nur so das Ziel der Förderung selbstbestimmter Handlungsentscheidungen erreicht werden kann. Auf der anderen Seite können auch Menschen mit psychischen Erkrankungen grundsätzlich in der Lage sein, selbstbestimmte Entscheidungen über einen Suizid treffen. Dies ist jedoch oftmals schwierig zu bewerten, weshalb die Möglichkeit assistierter Suizide bei psychischen Krankheiten besonders kontrovers diskutiert wird (Vandenberghe 2018, Nicolini et al. 2020).

Häufig wird zudem argumentiert, dass eine bestmögliche palliative Versorgung von Menschen mit Sterbewünschen und terminalen Erkrankungen absoluten Vorrang haben sollte und dass Betroffene durch eine gute palliativmedizinische Versorgung in der Regel von ihren Suizidwünschen Abstand nehmen würden (Deutsche Gesellschaft für Palliativmedizin e. V. 2020). Während dies in vielen Fällen zutreffend ist, kann auch eine optimale palliativmedizinische Betreuung nicht alle Suizidwünsche verhindern. Obwohl palliativmedizinische Maßnahmen das Leiden von Betroffenen verringern können, äußern auch palliativ behandelte Patientinnen und Patienten Todeswünsche (Galushko et al. 2015, Jox 2017). So waren 2019 in Oregon 90 % der Patientinnen und Patienten, die ärztliche Unterstützung bei der Selbsttötung in Anspruch nahmen, in palliativmedizinischer Behandlung (Public Health Division Center for Health Statistics 2020). Der ärztlich assistierte Suizid steht demnach nicht im Widerspruch zur Palliativmedizin, sondern sollte in Verbindung mit ihr stehen. Es ist äußerst wichtig, ärztlicherseits stets alle verfügbaren Möglichkeiten zur Verringerung des Leidens aufzeigen, da Betroffene nur selbstbestimmt entscheiden können, wenn das Kriterium der *Informationsvermittlung* erfüllt ist. Um assistierten Suizid in ethisch vertretbarer Weise zu ermöglichen, sollte daher stets ein allgemeiner Zugang zur Palliativversorgung sichergestellt werden (Barutta und Vollmann 2015, De Lima et al. 2017). Die Möglichkeit des assistierten Suizids soll vor diesem Hintergrund keinesfalls den Stellenwert der Palliativmedizin schwächen, sondern Patientinnen und Patienten, die auch bei optimaler palliativer Versorgung ihr Leben vorzeitig beenden wollen, eine Möglichkeit abseits des allein vorgenommenen Suizids bieten.

## B 3.4 Schlussbetrachtung

Wir haben gezeigt, dass selbstbestimmte, wohlüberlegte Suizide von nicht selbstbestimmten Suiziden in psychiatrischen Notfallsituationen unterschieden werden können. Dementsprechend ist es nicht als Widerspruch anzusehen, Patientinnen und Patienten bei selbstbestimmten Suiziden zu unterstützen, während gleichzeitig nicht selbstbestimmte Suizide verhindert werden.

Eine solche Einteilung in selbstbestimmte und nicht selbstbestimmte Suizide wird teilweise kritisiert, da sie der Komplexität von Todeswünschen nicht gerecht werde und die Relevanz von Selbstbestimmung im Allgemeinen gesellschaftlich überschätzt werde. Die Ambivalenz von Menschen mit Suizidabsichten sowie die Einbettung jeder Person in ihre soziale Umwelt werde durch eine solche einfache und kategoriale normative Klassifizierung von Suizidabsichten nicht ausreichend ernst genommen (Hohendorf und Bruns 2015, Wolfersdorf 2015).

Jedoch wird die Komplexität vorzeitiger Todeswünsche aus unserer Sicht auch missachtet, wenn man Menschen generell die Möglichkeit abspricht, selbstbestimmt eine Entscheidung zur vorzeitigen Lebensbeendigung zu treffen. Der Hinweis auf die Schwierigkeit der Beurteilung der Selbstbestimmungsfähigkeit von Patientinnen und Patienten in bestimmten Fällen ist noch kein Argument dafür, diese – im Übrigen auch rechtlich grundlegende – normative Differenzierung grundsätzlich in Frage zu stellen. Im Gegenteil gehört die Beurteilung der Selbstbestimmungsfähigkeit auch und gerade in existenziellen medizinischen Entscheidungssituationen zu den ärztlichen Aufgaben, beispielsweise wenn Erkrankte eine kurative Chemotherapie ablehnen, eine riskante Operation durchführen lassen wollen oder vorzeitig eine medizinisch indizierte Krankenhausbehandlung abbrechen und sich damit erheblich gefährden. Erkrankte und ihre Angehörigen erwarten von ärztlicher Seite zu Recht eine sorgfältige Prüfung, die einerseits die Selbstbestimmung fördern und sichern und auf der anderen Seite vor unüberlegten, nicht selbstbestimmten Entscheidungen schützen soll.

Mit dem genannten medizinethischen Konzept von Selbstbestimmung und Selbstbestimmungsfähigkeit stehen hierfür konkret überprüfbare Kriterien bereit, die umfassender und vielschichtiger sind als häufig angenommen wird (Vollmann 2008). Soziale Einflussfaktoren lassen sich beispielsweise über das Kriterium der *Freiwilligkeit* abbilden und auch das im Zusammenhang mit vorzeitigen Todeswünschen häufig genannte Phänomen der Ambivalenz kann über das Kriterium der *Selbstbestimmungsfähigkeit* und dabei insbesondere die sog. Ausdrucksfähigkeit der Entscheidung (Appelbaum 2007, Scholten und Vollmann 2017) erfasst und berücksichtigt werden.

Die Entscheidung des BVerfG stellt die interdisziplinäre medizinethische Forschung nun vor die Aufgabe, Selbstbestimmungsfähigkeit im spezifischen Kontext assistierter Suizide weiter zu operationalisieren und so konkrete Hilfestellungen für die ethische Entscheidungsfindung zur Verfügung zu stellen. Neben der Sicherstellung eines Zugangs zu adäquater palliativmedizinischer Versorgung stellt die Entwicklung allgemein anerkannter Kriterien für die Beurteilung der Selbstbestimmtheit von Sterbewünschen eine zentrale Voraussetzung für die Ermöglichung einer ethisch gerechtfertigten Praxis der Suizidassistenz dar.

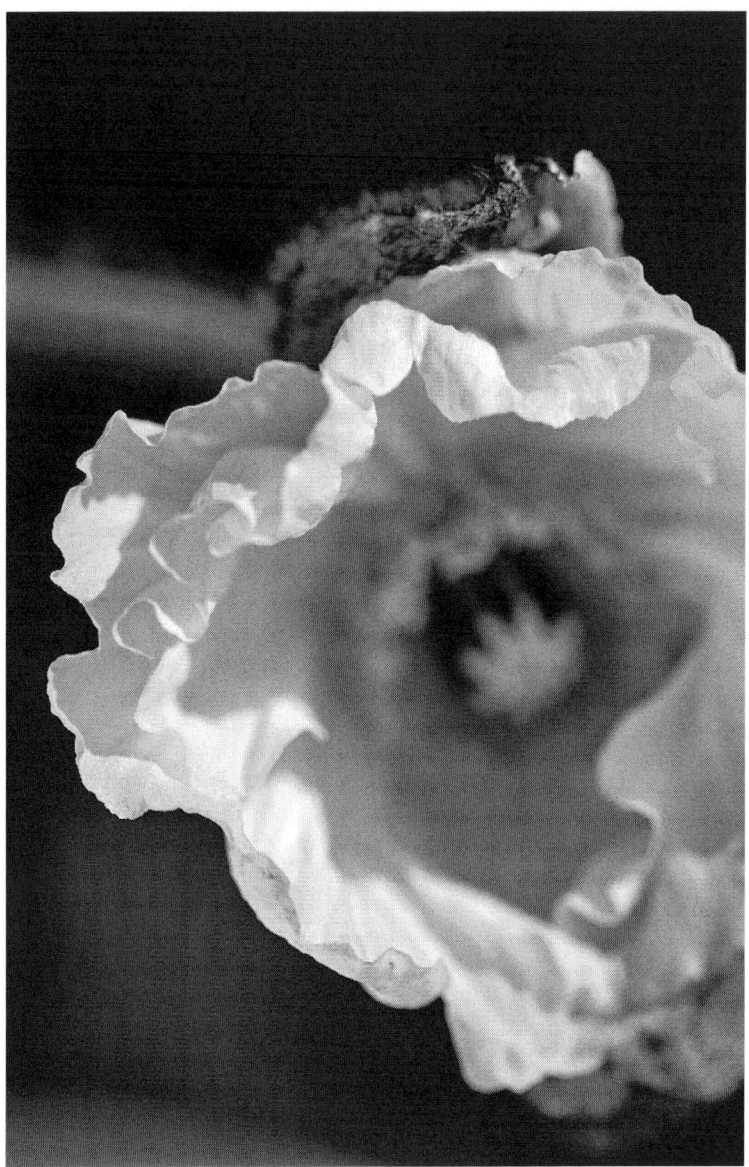

Foto: © Cordula Diebold, Tübingen

ID
# C

**Zugänge zu Todeswünschen**

# C 1

## Psychologie von Todeswünschen

Gilla K. Shapiro, Gary Rodin und Kathleen Boström

## C 1.1 Ausprägungen von Todeswünschen und ihre Prävalenz

In vorherigen Kapiteln wurde bereits angeführt, dass Todeswünsche verschiedene Ausprägungen auf einem Kontinuum steigenden suizidalen Handlungsdrucks annehmen können (▶ Kap. A 1) (Hall et al. 2011, Pessin und Breitbart 2015). Zudem sind sowohl Todeswünsche und Lebenswille zeitlichen Veränderungen unterworfen (Chochinov et al. 1995, Johansen et al. 2005, Hudson et al. 2006, Rodin et al.

2007). Dies gilt auch noch in den letzten zwei Lebenswochen (Rosenfeld et al. 2014). Die Veränderbarkeit von Todeswünschen macht diese für therapeutische Interventionen zugänglich: Von beinahe 1000 Patientinnen und Patienten mit fortgeschrittener Erkrankung überlegten 10 % ernsthaft, Tötung auf Verlangen oder Assistenz beim Suizid in Anspruch zu nehmen. Zwei bis sechs Monate später hatten knapp die Hälfte ihre Meinung geändert und beinahe ebenso viele dachten nun erstmalig über diese Optionen nach (Emanuel et al. 2000).

Ebenfalls relevant für die psychotherapeutische Perspektive auf Todeswünsche ist das drei- bis vierfach erhöhte Suizidrisiko bei Menschen mit fortgeschrittenen Krebserkrankungen (Kaceniene et al. 2017, Zaorsky et al. 2019). Zudem konnte ein zwölf- bzw. fünffach erhöhtes Suizidrisiko bzw. Risiko für Herzinfarkte bei Menschen mit Krebserkrankungen im Vergleich zur Normalbevölkerung ermittelt werden – besonders im fortgeschrittenen Krankheitsverlauf. Erhöhte Risiken in der ersten Woche nach der Krebsdiagnose hingegen sind vermutlich auf den überwältigenden psychischen Stress zurückzuführen und weniger auf körperliches Leid, welches erst im späteren Krankheitsverlauf zunimmt.

In der zunehmenden Anzahl an Ländern, in denen ärztliche Assistenz beim Suizid und/oder Tötung auf Verlangen legal ist, können diese speziellen Ausprägung von Todeswünschen mittlerweile beziffert werden. Zum jetzigen Zeitpunkt sind die ärztliche Assistenz beim Suizid und/oder Tötung auf Verlangen in den Niederlanden, Belgien, Kolumbien, Luxemburg, der Schweiz, Österreich, Deutschland, Spanien, Portugal, Kanada, Neuseeland, dem Staat Victoria (in Australien) und acht US-Bundesstaaten legalisiert (Mroz et al. 2021). Dies entspricht einem dramatischen Wandel von gesellschaftlichen Einstellungen, Gesetzen und damit verbundenen Vorgehensweisen. Obwohl es in den Ländern mit entsprechender Gesetzeslage einen gewissen Anstieg in der Prävalenz von Tötung auf Verlangen und ärztlicher Assistenz beim Suizid gibt (Smets et al. 2010, Blanke et al. 2017), bleibt der allgemeine Anteil an allen Sterbefällen überdauernd bei <0.1 % und 4.6 % (Radbruch et al. 2016). Zudem scheinen Menschen mit fortgeschrittenen Erkrankungen die Tötung auf Verlangen oder die ärztliche Assistenz beim Suizid häufiger in Betracht zu ziehen, als dass sie sie konkret in Anspruch nehmen (Tolle et al. 2004, Blanke et al. 2017).

## C 1.2 Mit Todeswünschen assoziierte Faktoren

Todeswünsche von Menschen mit fortgeschrittenen Erkrankungen sind mit körperlichen, psychischen und sozialen Faktoren assoziiert (dazu einführend ▶ Kap. A 1). Laut Hudson et al. 2006 sind die folgenden Faktoren dabei am häufigsten: das Gefühl, anderen eine Last zu sein, der Verlust von Autonomie, der Wunsch, die Umstände von Tod und Schmerz zu kontrollieren, körperliche Symptome, Depression und Hoffnungslosigkeit, sowie Zukunftsängste. Todeswünsche entstehen als Reaktion auf körperliches, psychisches, soziales und existenzielles Leid, welches das Selbstverständnis, die empfundene Würde und den Lebenssinn negativ beeinflusst (Rodriguez-Prat et al. 2017). Die Wirkweise der genannten Faktoren in der Entstehung von Todeswünschen ist komplex, additiv und multifaktoriell. Zukünftige Forschung muss sich kritisch der Frage widmen, welche der Faktoren dabei als Prädiktoren und welche als Moderatoren oder Mediatoren wirksam werden. ▶ Abb. C 1.1 zeigt die soziodemographischen, körperlichen, sozialen und kulturellen sowie psychologischen und existenziellen Faktoren, die Todeswünsche bedingen können. Im Folgenden soll näher auf die beiden letztgenannten eingegangen werden.

# C Zugänge zu Todeswünschen

**körperliche Faktoren**
- körperliche Symptomschwere und -häufigkeit
- funktionale Einschränkungen
- Schmerzintensität und -häufigkeit
- Fatigue
- Dyspnoe
- Inkontinenz
- kognitive Einschränkungen
- chronische Übelkeit

**soziale und kulturelle Faktoren**
- fehlende soziale Unterstützung
- Sorgen um Belastungen
- Sorgen um Abhängigkeit
- Legalisierung von ärztlich assistiertem Suizid
- religiöse und gesellschaftliche Akzeptanz von Todeswünschen
- generationale Faktoren

**Todeswunsch**

**soziodemographische Faktoren**
- weibliches Geschlecht
- alleinlebend
- unverheiratet/verwitwet
- fortgeschrittenes Krankheitsstadium

**psychologische und existenzielle Faktoren**
- Depression
- Hoffnungslosigkeit
- Angst vor der Zukunft, vor Leid und vor dem Sterben
- existenzielle Sorgen
- Demoralisierung
- verminderter Lebenssinn
- unsicherer Bindungsstil
- geringeres Kontrollerleben
- geringerer Selbstwert
- geringes spirituelles Wohlbefinden
- wahrgenommener Würdeverlust

**Abb. C 1.1:** Mit Todeswünschen assoziierte Faktoren bei Menschen mit fortgeschrittenen Erkrankungen

## C 1.2.1 Psychologische und existenzielle Faktoren

Psychologische und existenzielle Faktoren spielen eine entscheidende Rolle in der Entstehung von Todeswünschen. Bei 162 palliativ versorgten Patientinnen und Patienten konnten Depression, das empfundene Fehlen eines Lebenssinnes und -zwecks sowie der wahrgenommene Verlust von Kontrolle und des Selbstwerts als Mediatoren einer inversen Beziehung zwischen Lebensqualität und Todeswunsch identifiziert werden (Robinson et al. 2017). In einem

## C 1.2 Mit Todeswünschen assoziierte Faktoren

Strukturgleichungsmodell mit körperlichen und psychischen Faktoren von 101 Menschen mit fortgeschrittenen Krebserkrankungen wurde kein signifikanter Effekt von körperlicher Einschränkung gefunden (Guerrero-Torrelles et al. 2017). Spirituelles Wohlbefinden hingegen konnte bei fortgeschrittenen Krebserkrankungen als teilweiser Mediator der Beziehung von Symptomschwere und Todeswünschen identifiziert werden (Wang und Lin 2016).

Besonders die Beziehung von Todeswünschen zu Depressionen und Hoffnungslosigkeit wurde bereits in vielen Studien nachgewiesen. So zeigten sich bei palliativ versorgten Patientinnen und Patienten Depression und Hoffnungslosigkeit als die beiden stärksten unabhängigen Prädiktoren. Wurde anfänglich Hoffnungslosigkeit als zentrale Eigenschaft von Depression gesehen, so hat sich diese mittlerweile als unabhängig in ihrer Beziehung zu Suizidalität und Todeswünschen herausgestellt. Ihr Einfluss wird dabei durch Krankheitslast, Bindungssicherheit, Selbstwert, spirituelles Wohlbefinden und jüngeres Alter vermittelt werden (Rodin et al. 2009). Dabei steht körperliche Symptomlast stärker mit Depression in Verbindung, spirituelles Wohlbefinden jedoch mehr mit Hoffnungslosigkeit. Andere Arbeiten identifizierten Angst und Hoffnungslosigkeit als starke Determinanten von Todeswünschen (Rodriguez-Prat et al. 2017). Ängste bezogen sich dabei auf Unsicherheit, Sorgen über zukünftiges Leid und den Sterbeprozess. Die erlebte Hoffnungslosigkeit der Betroffenen steht in Verbindung mit der fortschreitenden Natur ihrer Erkrankung und dem unausweichlichen Prozess, der zu ihrem Tode führen wird. In den Worten eines Patienten: »*Du liegst im Bett und keine deiner normalen Körperfunktionen kommt zurück. Sie werden nie zurückkommen, es wird nur immer schlimmer werden.*« (Dees et al. 2011, Rodriguez-Prat et al. 2017).

Angst vor dem Tod ist ein wichtiger, aber untererforschter Faktor, der möglicherweise auch mit Todeswünschen korreliert. Menschen mit fortgeschrittenen Krebserkrankungen berichten häufig Angst vor dem Tod (Lo et al. 2011, Neel et al. 2015, Shapiro et al. 2020), welche auch mit Symptomen von Depression, genereller

Ängstlichkeit und Hoffnungslosigkeit assoziiert ist (Ando et al. 2010, Krause et al. 2015). In klinischen und Forschungssettings wird die Angst vor dem Tod bisher noch nicht routinemäßig erfasst (Kelly et al. 2006), zeigt sich aber empfänglich für psychotherapeutische Interventionen bei Patientinnen und Patienten mit fortgeschrittenen Erkrankungen (Rodin et al. 2018).

### C 1.2.2 Ein theoretisches Modell zum Verständnis von Todeswünschen

Die Terror-Management-Theorie (TMT) (Greenberg und Arndt 2011) ist ein wertvolles psychologisches Modell zum Verständnis der Mechanismen, durch die Menschen sich vor der Auseinandersetzung mit dem Tod schützen – und dadurch, potenziell, auch vor Todeswünschen. Die TMT besagt, dass bei erhöhter Aufmerksamkeit («Salienz») gegenüber der eigenen Sterblichkeit die daraus entstehende Angst («Terror») gemanagt werden muss (Solomon et al. 1991). Menschen verwenden dazu drei schützende psychologische Faktoren: 1) empfundener Lebenssinn und kulturelle Weltanschauung, 2) Selbstwert und 3) Bindungssicherheit (Hart et al. 2005).

Das Autorenteam hat ein biopsychosoziales Modell mit den Outcomes Depression, Hoffnungslosigkeit und Wunsch nach vorzeitigem Versterben auf Daten von Patientinnen und Patienten mit metastasierten Krebserkrankungen angewandt (Rodin et al. 2009). Dabei konnte gezeigt werden, dass bei Erhöhung der Sterblichkeitssalienz der Selbstwert und die Bindungssicherheit protektiv gegen Depressionen wirken, wohingegen der Lebenssinn protektiv gegen Hoffnungslosigkeit wirkt. Gegen den Wunsch nach vorzeitigem Versterben wirken beide dieser Pfade (▶ Abb. C 1.2; dunkle Kasten repräsentieren Risikofaktoren, helle Kasten repräsentieren Schutzfaktoren, Zahlen beschreiben die Einflussstärke). Dieses Modell stellt den potenziellen Wert von Interventionen heraus, die auf eine Erleichterung körperlichen, psychischen und spirituellen Leids bei Krebserkrankten abzielen. Derzeit wird dazu vom Autorenteam in einer langzeitlichen Studie erforscht, wie die psychischen Pfeiler der TMT vor dem Entstehen eines Wunsches nach ärztlicher Assistenz beim Suizid schützen können.

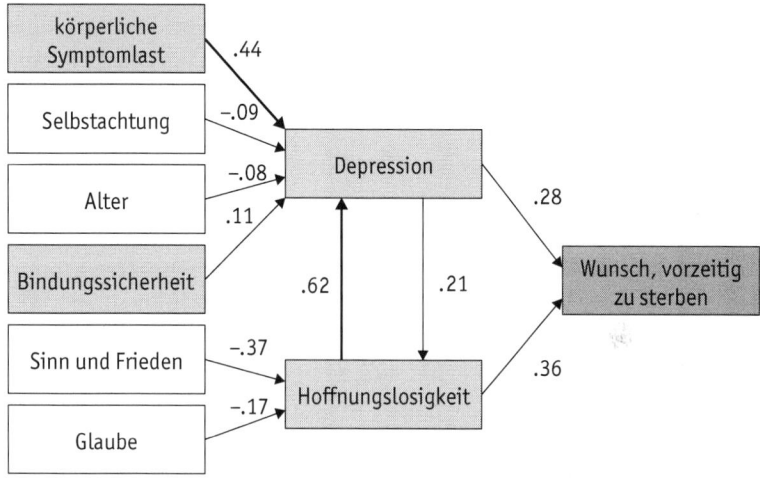

**Abb. C 1.2:** Ein biopsychosoziales Modell zur Vorhersage von Depression, Hoffnungslosigkeit und dem Wunsch nach vorzeitigem Sterben (modifiziert nach Rodin et al. 2009, S. 566)

## C 1.3 Psychologische Interventionen zur Linderung von Todeswünschen bei Menschen mit unheilbaren Erkrankungen

Psychologische Interventionen können dabei helfen, Todeswünsche zu behandeln oder ihr Entstehen zu verhindern. Fortgeschritten Erkrankte berichten oft von einer Tabuisierung der Themen Sterben und Tod in Gesprächen mit Freunden und Familie – selbst, wenn es diese Themen sind, die den Betroffenen am ehesten Sorgen bereiten (Nissim et al. 2012). Pessin und Breitbart (2015) haben eine Behandlungsrichtlinie für Versorgende zur Erfassung von Suizidalität bei Patientinnen und Patienten mit Todeswünschen herausgegeben. Eine therapeutische Antwort auf Todeswünsche solle hiernach Empathie, aktives Zuhören, das Management realistischer Erwartungshaltungen, die Diskussion von psychischem Stress und, sofern angemessen, die Überweisung zu anderen Versorgenden beinhalten. Zudem empfehlen sie, dass Versorgende ihre Patientinnen und Patienten nach deren Sorgen über die Zukunft befragen und ihnen korrekte Informationen zukommen lassen sollen, um unberechtigte Ängste zu verflüchtigen. Des Weiteren soll Betroffenen erlaubt sein, Emotionen auszudrücken – auch die zu ihrem Todeswunsch –, welche ansonsten oftmals schwierig zu besprechen sind. Auch anderswo wird auf die Wichtigkeit des Ansprechens von Todeswünschen durch das Erfragen von Themen wie subjektiven Patientenleids, Würde, Lebenssinn und Demoralisierung hingewiesen (Rodriguez-Prat et al. 2017).

Therapien, die sich auf Sinn, Würde und existenzielle Fragen beziehen, können helfen, Todeswünsche zu lindern. Dabei wirken sie indirekt, über die Linderung korrelierter Variablen wie Depression, Demoralisierung, Hoffnungslosigkeit, Kontrollverlust und Selbstwert (Khan et al. 2010, Robinson et al. 2017). In einer Studie mit unter Tumorschmerz leidenden Patientinnen und Patienten war die Linderung von Depression mit der Verringerung der Schwere der Todeswünsche assoziiert (O'Mahony et al. 2005). Zudem konnte gezeigt werden, dass die erfolgreiche Behandlung von Depressionen mit Antidepressiva bei fortgeschrittenen AIDS-Erkrankungen zu einer signifikanten Verringerung von Todeswünschen beiträgt (Breitbart et al. 2010).

Hierbei ist insbesondere Managing Cancer and Living Meaningfully (CALM) zu nennen, eine teilstrukturierte Therapie mit dem Fokus auf den praktischen und existenziellen Sorgen von Menschen mit fortgeschrittenen Erkrankungen (Hales et al. 2015, Shapiro und Rodin 2021). Die theoretischen Wurzeln von CALM liegen in Beziehungs-, Bindungs- und Existenztheorien und ihre em-

## C 1.3 Psychologische Interventionen zur Linderung von Todeswünschen

pirischen Grundlagen finden sich in den Daten der »Will to Live«-Studie (Lo et al. 2010). In dieser Studie wurde herausgestellt, dass die Effekte multidimensionalen Leids auf physischer und psychosozialer Ebene sich längerfristig als Depression und Demoralisierung manifestiert, zu denen auch der Wunsch nach vorzeitigem Versterben gehören kann. Individuelle Faktoren wie Bindungssicherheit, Selbstwert und Sinnerleben können – konsistent mit den Postulaten der TMT – vor dieser Entwicklung schützen. Die Konsolidierung und Neuverhandlung von Bindungssicherheit sowie das gemeinsame Erschaffen eines reflexiven Raumes und Sinnerlebens sind zentrale Komponenten von CALM. Die Linderung von Todeswünschen kann dabei in vier Domänen von CALM adressiert werden: a) Symptombehandlung, b) Kommunikation mit Versorgenden, c) Veränderungen im Selbst und in der Beziehung zu Nahestehenden und d) Sinn- und Zweckerleben in Zukunft und Sterblichkeit (Shapiro und Rodin 2021).

Der reflexive Raum, der durch CALM entstehen kann, erlaubt, Gespräche über Sorgen bezüglich der Themen Sterben und Tod zu führen und auch über vorübergehende oder anhaltende Todeswünsche (Shaw et al. 2019). Patientinnen und Patienten geben an, dass CALM ihnen die Erlaubnis gegeben habe, über Sterben und Tod zu sprechen und dass ein designierter »Raum« zur Diskussion von Krankheit und Sterblichkeit eine einzigartige und wertvolle Erfahrung für sie war (Nissim et al. 2012). Weiterhin berichten sie, dass das offene Gespräch über Sterben und Tod eine große Erleichterung darstellte und ihnen dabei half, ihre Angst vor dem Ansprechen dieser Themen auch bei ihren Nahestehenden zu überwinden. In einer Gesprächsanalyse darüber, ob und wie das Thema Sterben und Tod in der ersten Sitzung von CALM aufkommt, stellte das Autorenteam fest, dass der Tod bereits in den ersten 10–15 Minuten der ersten CALM-Session thematisiert wird (Shaw et al. 2017). In dieser Studie waren es insbesondere die offen formulierten Fragen, die diesen sogenannten »Death Talk« förderten – etwas, dass die Patientinnen und Patienten als Quelle der Erleichterung wahrnahmen.

Obwohl die direkten Auswirkungen von CALM auf Todeswünsche und den Wunsch nach ärztlich assistiertem Suizid noch untersucht werden müssen, gibt es Anlass zu der Annahme, dass die Variablen, die durch CALM angesprochen werden, helfen können, Todeswünsche zu verringern (Lo et al. 2014, 2015, 2019, Rodin et al. 2018). In einer randomisierten Studie konnte nachgewiesen werden, dass CALM einen Effekt auf Behandlung und Prävention von Depressionen, auf die Vorbereitung auf den Tod und auch auf Todesangst hat (Rodin et al. 2018). CALM konnte nach drei Monaten nachweislich depressive Symptome verbessern – ein Effekt, der nach sechs Monaten noch stärker wirkte (Rodin et al. 2018). In Anbetracht der Beziehung von Depressionen und Todeswünschen ist anzunehmen, dass der Einfluss von CALM auf depressive Symptome auch dazu beitragen kann, Todeswünsche zu verringern. Zur Bestätigung dieser Hypothese braucht es jedoch weitere Forschung. In der genannten Studie profitierten vor allem Patientinnen und Patienten mit moderater Angst vor Sterben und Tod von CALM, wenn es um die Reduktion von Todesangst, generalisierter Angst, Demoralisierung, spirituelles Wohlbefinden und Bindungssicherheit ging (Rodin et al. 2018).

## C 1.4 Fazit

Die psychologische Forschung hat verschiedene Faktoren identifizieren können, die Todeswünsche beeinflussen, darunter soziale Isolation, körperliches Leid, fehlende Bindungssicherheit, das Bedürfnis, die Umstände des eigenen Todes zu kontrollieren, Zukunftsängste, Depression und Hoffnungslosigkeit. Weitere Forschung ist notwendig, um die Prädiktoren von Todeswünschen besser zu verstehen. Offen bleibt auch, ob palliative Versorgung, darunter auch psychologische Interventionen wie CALM, Todeswünsche lindern und ihr Entstehen verhindern können. Dazu ge-

## C 1.4 Fazit

hört auch weitere Forschung zu Bedeutungen, Stabilität und Beeinflussbarkeit von Todeswünschen, beispielsweise dazu, in welchem Ausmaß Gespräche über Todeswünsche mit Versorgenden sowie An- und Zugehörigen bereits selbst therapeutisch wirken und Todeswünsche verringern können.

**Danksagung**

Wir danken Frau Kathleen Boström, M.Sc., für die redaktionellen Änderungen und die Übersetzung dieses Kapitels in die deutsche Sprache.

Die englische Originalversion dieses Kapitels kann unter folgendem Link abgerufen werden:
https://palliativzentrum.uk-koeln.de/?pbid=246705

# C 2

## Todeswunsch aus Sicht der Versorgenden

Maren Galushko, Gerrit Frerich und Yvonne Eisenmann

### C 2.1 Einleitung

Angesichts der Häufigkeit von Todeswünschen bei palliativ versorgten Patientinnen und Patienten (Wilson et al. 2016) sind viele Mitarbeitende in der allgemeinen und spezialisierten Palliativversorgung mit diesen regelmäßig konfrontiert. Auch gesellschaftlich gibt es Debatten darüber, was medizinisches Personal im Hinblick auf Todeswünsche leisten können soll.

Das White Paper des European Association for Palliative Care (EAPC) zu Euthanasie (Radbruch et al. 2016) kennzeichnet die Position der Palliativversorgung in Europa; es betont, dass der Ursprung von Todeswünschen komplex und vielfältig ist und es wichtig sei, die Autonomie der Betroffenen auf unterschiedliche Weise zu fördern. Die vorhandenen Empfehlungen zum Umgang mit Todeswünschen (Hudson et al. 2006, Chochinov 2007, Royal College of Nursing 2011) sind häufig jedoch nicht bekannt (Galushko et al. 2016). Hilfreiche Anregungen zum einfühlsamen Umgang mit Todeswünschen finden sich in deutscher Sprache bei Gudat (2015) und in der aktuellen S3-Leitlinie Palliativmedizin (Leitlinienprogramm Onkologie 2020).

Da es sich bei der Versorgung von Patientinnen und Patienten mit Todeswünschen immer um einen interpersonalen, kommunikativen Prozess handelt (Tan et al. 2005), ist es demnach zum einen wichtig, die Patientenseite bei der Erforschung des Todeswunsches und seiner Äußerungen zu berücksichtigen. Andererseits sollten auch die Versorgenden mit ihren Einstellungen, Fertigkeiten und ihrem Wissen in den Fokus genommen werden. Wie Tan et al. (2005) zeigen, sind insbesondere Bindungsaspekte auf beiden Seiten der therapeutischen Allianz beim Umgang mit Todeswünschen zu berücksichtigen. Auch die Reflexion unterschiedlicher Wertesysteme und Normen von Versorgten und Versorgenden ebenso wie die Berücksichtigung von Wertekonflikten beim Einzelnen (Ohnsorge et al. 2012) können einen wichtigen Beitrag dazu leisten, die Versorgung einfühlsam zu gestalten und die Gesundheit der Versorgenden besser zu erhalten, indem auf ihre persönlichen Grenzen Rücksicht genommen werden kann.

## C 2.2 Wie beobachten und erleben Versorgende den Todeswunsch?

Georges et al. (2008) untersuchten, wie Hausärztinnen und -ärzte mit Patientenwünschen nach ärztlich assistiertem Suizid oder Tötung auf Verlangen umgehen. Hausärztinnen und -ärzte sind in den Niederlanden diejenigen, die am häufigsten mit Anfragen nach Sterbehilfe konfrontiert werden. Es zeigte sich, dass fast 50 % (14 von 30) das Thema tendenziell vermeiden, weil es gegen ihre persönlichen Werte verstoße oder weil sie es aus anderen Gründen als emotional belastend empfinden. Einige äußerten auch ein Gefühl von eigener Hilflosigkeit, da ihrer Ansicht nach die Erfolglosigkeit der Behandlung offenbart würde. Die anderen 50 % (16 von 30) erklärten sich im Fall einer erfolglosen Symptombehandlung prinzipiell dazu bereit, ärztlich assistierten Suizid oder Sterbehilfe in Betracht zu ziehen. Die hohe Bedeutung eines sorgfältig durchgeführten Entscheidungsprozesses wird hervorgehoben, der eine Balance zwischen dem Patientenwunsch nach Beschleunigung des Sterbeprozesses und den persönlichen Werten der Hausärztin bzw. des -arztes herausarbeitet. Entsprechend wird in dieser Studie die Bedeutsamkeit einer gründlichen Schulung der Versorgenden im Umgang mit diesen Wünschen geschlussfolgert.

Ganzini et al. (2003) haben in einer Studie 35 Ärztinnen und Ärzte in Oregon/USA in Einzelinterviews befragt, unter anderem zu ihrer Wahrnehmung von Patientinnen und Patienten, die ärztlich assistierten Suizid gewünscht haben, sowie ihrer Einschätzung zu möglichen Gründen hierfür und zur Reaktion der Angehörigen. Die Patientinnen und Patienten wurden charakterisiert als besonders starke und eigenwillige Persönlichkeiten. Sie versuchten, sowohl den Zeitpunkt als auch die Art und Weise des Sterbens zu beeinflussen sowie Abhängigkeit von anderen zu vermeiden. Zudem war das Innehaben von Kontrolle wichtiger Teil ihrer Bewältigungsstrategie. Das weitere Leben erschien ihnen als sinnlos, sie seien jetzt bereit für den Tod. Der Wunsch wurde von den Studienteilnehmenden klar und deutlich artikuliert. Der Zeitpunkt der Äußerung variiere, manche würden direkt nach der Diagnose über assistierten Suizid sprechen wollen, manche fühlten sich vom schnellen Fortschritt der Erkrankung mental überfordert, manche warteten viele Therapien und palliative Maßnahmen ab bis zum inneren Entschluss.

Es existieren Studien zu Einstellungen der Versorgenden zu ärztlich assistiertem Suizid und Tötung auf Verlangen (Zenz et al. 2015, Emanuel et al. 2016, Jansky et al. 2017). Sie zeigen, dass trotz allgemein hoher Zustimmung in Bezug auf Tötung auf Verlangen und ärztlich assistiertem Suizid die aktuelle Bereitschaft von Ärztinnen und Ärzten sowie Pflegenden, diese Maßnahmen umzusetzen, eher gering ist, wenngleich sich eine größere Befürwortung von lebensbeendenden Maßnahmen unter Pflegenden fand. Die Einstellungen der Behandelnden haben laut Hudson et al. (2006) Einfluss auf das Handeln und damit auf die Patientenversorgung.

## C 2.3  Welche Belastungen und Barrieren sind zu erkennen?

Versorgende sehen sich auf Todeswünsche von Patientinnen und Patienten oft unzureichend vorbereitet (Valente und Saunders 2000, Georges et al. 2008).

Dennoch wird deutlich, dass dies ein bisher wenig erforschtes Gebiet ist. Teilweise finden sich Studien zu existenziellem Leid und Stress, wozu mitunter auch der Todeswunsch gezählt wird. Fokus dieser Untersuchungen sind oft Pflegende (Browall et al. 2010, 2014). Diese Studien machen zudem den Bedarf an weiteren Kompetenzen deutlich, um das Gefühl des Missbehagens angesichts von Todeswünschen zu verringern. Dazu gehören oft Ängste, die Suizidalität anzusprechen, und das Fehlen eigener Bewältigungskompetenzen im Kontakt mit suizidalen Patientinnen und

-patienten sowie die Kompetenz, ein Suizid-Assessment durchführen zu können. Ein Drittel der befragten Ärztinnen, Ärzte und Pflegekräfte der spezialisierten Palliativversorgung vermieden es (Galushko et al. 2016), das Gespräch auf einen möglichen Todeswunsch zu lenken. Als denkbare Gründe kommen folgende in Betracht: Angst vor starken Gefühlen, die Sorge, emotionale Themen nicht effektiv besprechen zu können, oder das Gefühl, nicht ausreichende Zeit für dieses Gespräch zu haben (Ha 2010), vermutete Ängste zu verstärken (Hudson et al. 2006) oder die Sorge, Hoffnung bei Patientinnen und Patienten zu zerstören (Sheahan und Wein 2010). Versorgende sollten sich der möglicherweise verborgenen bzw. verschwiegenen Themen bewusst sein und sich bemühen, die tatsächlichen Ängste der Versorgten zu eruieren und zu adressieren (Hudson et al. 2006, Nissim et al. 2015, Frerich et al. 2020). Wird vermieden, über das emotionale Leiden zu sprechen, kann sich das Gefühl von Belastung bei den Betroffenen erhöhen und verhindern, dass sie sich öffnen und ihre Probleme mit den Versorgenden besprechen (Maguire 2002, Ha 2010). Versorgende sollten sich hierbei ihrer eigenen kommunikativen Grenzen bewusst sein und das Schweigen durchbrechen (Dean und Street 2014).

Andererseits kann Vermeidungsverhalten sowohl dem eigenen Selbstschutz der Versorgenden als auch dem der Patientinnen oder des Patienten dienen (Frerich et al. 2020). Um die Thematik professionell begleiten zu können, sollten bei Bedarf erfahrene Teammitglieder einbezogen werden (Hudson et al. 2006, Royal College of Nursing 2011).

Die Suizidologie und psychiatrische Versorgung empfehlen, Suizidgedanken von Patientinnen und Patienten initiativ anzusprechen, etwa im Erstgespräch, bei Krisensituationen oder ernstem Verdacht einer latenten Suizidalität. Nach Pöldinger et al. (1968) gliedert sich die Dynamik der präsuizidalen Entwicklung in drei Stadien: zunächst erwägen Betroffene einen Suizid, oft mit der Hoffnung, dass ihre Hilfsbedürftigkeit endlich erkannt wird. Im folgenden Stadium der Ambivalenz bewegen sich Betroffene zwischen »Nicht-mehr-leben-wollen« und »So-nicht-mehr-leben-können«. Spätestens hier sei ein direktes Ansprechen wichtig, da sich Betroffene sonst in ihrer Not nicht gehört und verstanden fühlen, sich jedoch in ihrer Ausweglosigkeit bestätigt sehen. Darauf kann die (Selbst-)Aufgabe des Betroffenen folgen, er oder sie verstummt und erreicht das Entschluss-Stadium, welches von Resignation und einer oft trügerischen Ruhe geprägt ist (Wolfersdorf und Etzersdorfer 2011).

Auch im palliativmedizinischen Kontext wird empfohlen, einen Todeswunsch zu besprechen, da dies Betroffene entlaste und den Einsatz palliativmedizinischer Interventionen ermöglichen kann (Nissim et al. 2009, Kremeike et al. 2019). Voltz et al. (2022, 2015) gehen davon aus, dass Todeswünsche in diesem Stadium des Krankheitsprozesses nicht selten sind und plädieren für ein proaktives Ansprechen von Todeswünschen, gestützt auf die Erfahrung der Suizidologie, dass ein offenes Gespräch meist entlastende Wirkung auf die Betroffenen hat (Härter et al. 2007). Das Thema soll empathisch angesprochen werden und somit möglichem Stress aufgrund der Beschäftigung mit Sterben und Tod vorbeugen. Erst im nächsten Schritt wird das mögliche Vorhandensein eines Todeswunsches fokussiert. Dieser respektvolle Umgang ermöglicht Betroffenen, in ihrer vulnerablen Situation zu entscheiden, inwieweit sie sich den Versorgenden anvertrauen. Zugleich gilt es für die Versorgenden, die eigenen Coping-Kompetenzen und Ressourcen zu beachten (Frerich et al. 2020). Wichtig ist, im folgenden Gespräch den Todeswunsch in seiner Komplexität als differenziertes Phänomen zu betrachten. Auch unter begrenzten zeitlichen Ressourcen kann ein empathisches Gespräch kompetent geführt werden (Cape 2002).

## C 2.4 Wie gehen Versorgende damit um?

In der bereits erwähnten Studie (Galushko et al. 2016) zum Umgang mit Todeswünschen in der spezialisierten Palliativversorgung wurden die Reaktionen der Professionellen verschiedener Berufsgruppen erfasst und verschiedenen Funktionen zugeordnet. Die identifizierten Umgangsformen zeigen, dass einem multiprofessionellen Team eine Vielzahl von Möglichkeiten zur Verfügung stehen, um auf einen Todeswunsch zu reagieren. Davon können als zentral angesehen werden: 1) Aufbau und Aufrechterhaltung einer vertrauensvollen Beziehung, 2) Symptomkontrolle, 3) Klärung der Gründe und 4) Perspektiven entwickeln, Umorientierung und Hoffnung. Mit dem Urteil des Bundesverfassungsgerichts vom Februar 2020 kommt auch »offiziell« als weitere Möglichkeit die Assistenz beim Suizid hinzu, sollte der Wunsch danach dauer- und ernsthaft bestehen. Versorgende dürfen selbst entscheiden, inwieweit sie Patientinnen und Patienten auf diesem Weg begleiten möchten.

Auf den drei Ebenen »Patientin/Patient«, »Professionelle« und »Interaktion« konnten auch unterschiedliche Funktionen der Umgangsformen rekonstruiert werden (Galushko et al. 2016). Auf der Ebene der *Patientinnen und Patienten* finden sich die folgenden: Leidlinderung und Beeinflussen des Todeszeitpunktes. Bei der *Interaktion* geht es um die Aufrechterhaltung der Beziehung und das Aushandeln. Schließlich geht es auf Ebene des *Professionellen* um den Selbstschutz und der Demonstration professioneller Expertise.

Es zeigten sich zwischen den Professionen Unterschiede u. a. in der Zusammenarbeit mit anderen Professionellen im Team (Galushko et al. 2016): Pflegende erwähnten häufiger, andere aus dem Team mit einbezogen zu haben, während Ärztinnen und Ärzte seltener andere in ihre Entscheidungen miteinbezogen. Hinsichtlich der Beziehung zu den Patientinnen und Patienten bauten einige Pflegende eine freundschaftliche Beziehung auf und unterschieden z. T. wenig zwischen sich und ihnen, ihren und den eigenen Wünschen und Bedürfnissen, wohingegen Professionelle mit psychosozial-spirituellem Hintergrund ihre eigenen Gefühle erkannten und in die Arbeit bewusst einfließen ließen. Während Ärztinnen, Ärzte und Pflegende die Bitten um Lebensbeendigung zumeist direkt zurückwiesen, erkannten psychosozial-spirituelle Professionelle diesen Wunsch eher als Ausdruck der Patientenrealität an und versuchten diesen zu verstehen.

Aufgrund der gefundenen Defizite und Belastungen wurde eine Schulung zum Umgang mit Todeswünschen entwickelt und evaluiert (Frerich et al. 2020). Eine Schulung sollte generell u. a. die Hintergründe von Todeswünschen und die persönliche Haltung der Professionellen berücksichtigen und eine persönliche Entwicklung mit einer Steigerung der subjektiven Sicherheit im Umgang ermöglichen. Ein Folgeprojekt erhob den Einfluss einer solchen Schulung auf die Patientinnen und Patienten und die Veränderung der Qualität der Versorger-Patienten-Beziehung (Kremeike et al. 2018). Es verdeutlichte die Herausforderungen für Versorgende und die positiven Wirkungen des proaktiven Ansprechens eines Todeswunsches, um Gespräche über einen Todeswunsch zu ermöglichen (Kremeike et al. 2021).

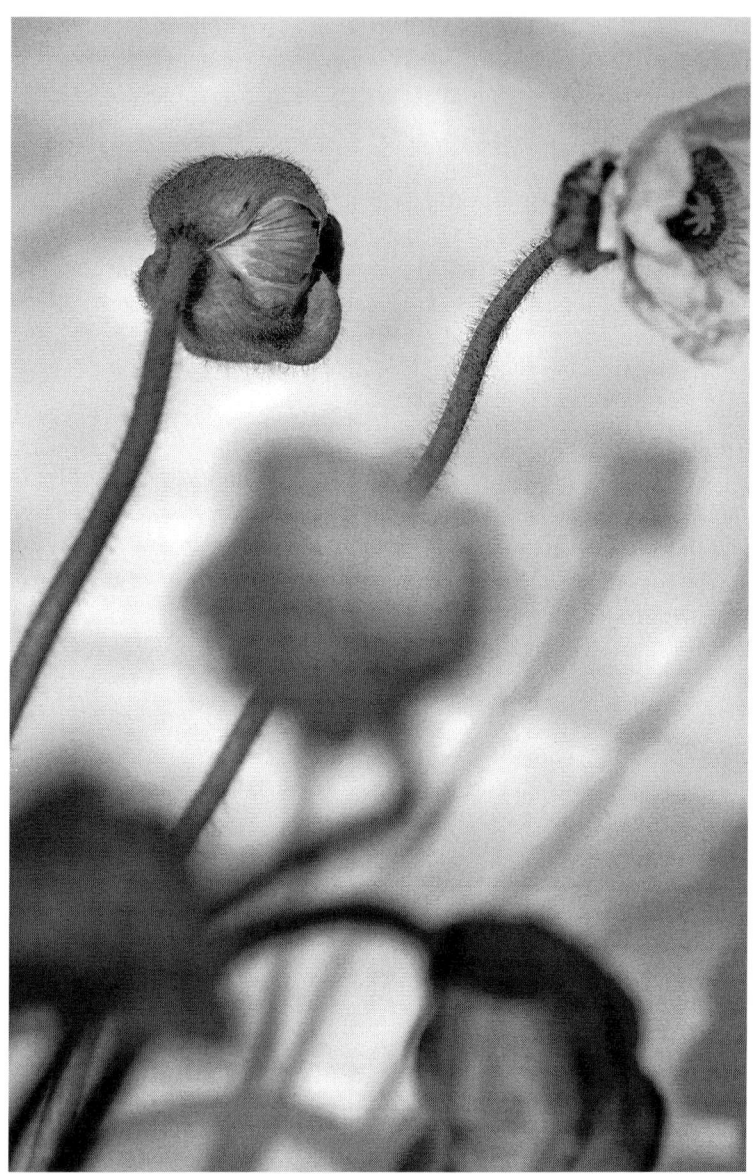

Foto: © Cordula Diebold, Tübingen

# D

## Umgang mit Todeswünschen

# D 1

## Assessment von Todeswünschen

Julia Strupp und Klaus Maria Perrar

### D 1.1  Einleitung

Die aktuelle Forschung macht deutlich, dass das Konzept des Todeswunsches mehrdimensional ist und ihm kein einfaches Ursache-Wirkungs-Prinzip zugrunde liegt (Nissim et al. 2009, Balaguer et al. 2016), obwohl in quantitativen Untersuchungen Zusammenhänge zwischen dem Wunsch, den Tod zu beschleunigen (»Wish to hasten death«; WTHD) als einer möglichen Ausprägung von Todeswünschen (▶ Kap. A 1) mit Depression und Hoffnungslosigkeit gezeigt werden konnten (Breitbart et al. 2000). Laut einer Metaanalyse von Monforte-Royo, Villavicencio-Chavez et al. (2012) ergeben die meisten Untersuchungen eine multikausale Basis des WTHD, den wir im Folgenden als »vorzeitigen Todeswunsch« bezeichnen. Todeswünsche sind unter schwer- oder unheilbar Erkrankten, die mit dem kontinuierlichen Fortschreiten ihrer Erkrankung oder dem bevorstehenden Lebensende konfrontiert sind, nicht ungewöhnlich (Chochinov et al. 1995, Wilson et al. 2016). Dagegen sind die Intensität und die Häufigkeit dieses Wunsches äußerst schwierig zu erfassen, da dieser sowohl tendenziell eine zeitliche Variabilität aufzeigt als auch stark von der jeweiligen Krankheitsphase und den Lebensumständen der Patientinnen und Patienten beeinflusst wird. Zur Quantifizierung und Vereinfachung der Vergleichbarkeit des vorzeitigen Todeswunsches sind einige Messinstrumente entwickelt sowie modifiziert worden, die in diesem Kapitel vorgestellt werden. Da bestehende Messinstrumente zu Todeswünschen sich auf vorzeitige Todeswünsche und Suizidalität beschränken, wird in diesem Kapitel auch nur auf diese beiden Ausprägungen von Todeswünschen Bezug genommen.

Im deutschen Sprachraum gibt es bislang – unserer Kenntnis nach – ein validiertes Instrument, das einen vorzeitigen Todeswunsch erhebt, die »*Schedule of Attitudes towards Hastened Death*« *(SAHD)*. Da wir den Todeswunsch jedoch als subsummiert unter dem Begriff »*Suizidalität*« fassen (oder: als Teilkonzept der »*Suizidalität*«), gäbe es weitere Möglichkeiten zur Erhebung von Todeswünschen, indem man vorhandene deutschsprachige Fragebögen zur Suizidalität nimmt. So wäre es möglich, Teilaspekte zum vorzeitigen Todeswunsch zu erfassen. Rave (2011) führt zur Erfassung der Suizidalität 13 Tests auf, hier zum Beispiel der Fragenkatalog zur Abschätzung der Suizidalität (FAS) nach Pöldinger, der Fragebogentest zur Beurteilung der Suizidgefahr (FBS) nach Stork und die Beck-Suizidgedanken-Skala (BSS) (Kliem et al. 2017). Letztere erfasst in 19 Items plus zwei Zusatzitems mit jeweils drei Antwortmöglichkeiten u. a. den Wunsch zu sterben, die Intensität und Dauer von Suizidwünschen sowie -plänen. Eine normierte deutsche Skala liegt vor.

D 1.2 Messinstrumente zur Erfassung von vorzeitigen Todeswünschen

In welchen Fällen und unter welchen Bedingungen Todeswünsche in Suizidalität »übergehen«, bedarf der weiteren Forschung. Entsprechende Assessments existieren (noch) nicht. Für die palliativmedizinische Praxis können allerdings die Empfehlungen der Nationalen Versorgungsleitlinie unipolare Depression herangezogen werden (Bundesärztekammer et al. 2022). Besteht im Kontext der Äußerung eines Todeswunsches der Verdacht auf das Vorliegen von Suizidgedanken, -absichten oder -plänen, so sollte die Abschätzung des Suizidrisikos durch Erfragen von Risikomerkmalen vorgenommen werden (DGPPN et al. 2017):

- »Haben Sie in letzter Zeit daran denken müssen, nicht mehr leben zu wollen?«
- »Häufiger?«
- »Haben Sie auch daran denken müssen, ohne es zu wollen? Haben sich Suizidgedanken aufgedrängt?«
- »Konnten Sie diese Gedanken beiseiteschieben?«
- »Haben Sie konkrete Ideen, wie Sie es tun würden?«
- »Haben Sie Vorbereitungen getroffen?«
- »Umgekehrt: Gibt es etwas, was Sie davon abhält?«
- »Haben Sie schon mit jemandem über Ihre Suizidgedanken gesprochen?«
- »Haben Sie jemals einen Suizidversuch unternommen?«
- »Hat sich in Ihrer Familie oder Ihrem Freundes- und Bekanntenkreis schon jemand das Leben genommen?«

## D 1.2 Messinstrumente zur Erfassung von vorzeitigen Todeswünschen

Ein kürzlich veröffentlichtes Systematic Review von Bellido-Pérez et al. (2017) gibt einen Überblick über Studien, die entweder Messinstrumente zum vorzeitigen Todeswunsch oder die Messeigenschaften solcher Instrumente beschreiben und untersuchen. Es wurden 50 Artikel in die Analyse eingeschlossen, die alle in den letzten 20 Jahren veröffentlicht wurden. Überwiegende Krankheiten der Patientinnen und Patienten, die in den Studien untersucht wurden, waren Krebs (78 %), HIV/AIDS (8 %) und Amyotrophe Lateralsklerose (6 %). Insgesamt konnten sieben verschiedene Instrumente identifiziert werden (Modifikationen von Instrumenten mit einbezogen – Adaptierungen und Validierungen in anderen Sprachen nicht). Die Instrumente bestanden aus Skalen, Fragebögen, Fragen-Serien sowie visuell-analogen Skalen und variierten in der Anzahl von Items oder Fragen von eins bis 20. Die Analyse zeigte, dass die Prävalenz eines vorzeitigen Todeswunsches über Studien hinweg sehr variierte (1,5 % bis 38 %; aufgrund unterschiedlicher Patientenkohorten und Instrumente).

Das erste Instrument, welches der Erfassung des vorzeitigen Todeswunsches dienen soll, wurde von Chochinov, Wilson et al. (1995) vorgestellt. Die »Desire for Death Rating Scale« (DDRS) beruht auf einer Reihe von offenen Fragen an Patientinnen bzw. Patienten, deren Antworten mittels Fremdeinschätzung von einer Ärztin oder einem Arzt auf einer Skala von 0–6 in Richtung eines vorzeitigen Todeswunsches beurteilt werden. Die DDRS, inspiriert durch das diagnostische Interview »Schedule for Affective Disorder and Schizophrenia« (SADS) und für den klinischen Gebrauch entwickelt, beginnt mit der Screening-Frage »Wünschen Sie sich, dass Ihre Krankheit schneller voranschreitet, so dass das Leiden schneller vorbei sein könnte?«. Falls diese bestätigt wird, folgen drei Fragen, die ein semi-strukturiertes Interview bilden. Interviewende bewerten die Stärke der psychiatrischen Symptome auf einer 6-Punkt-Likert-Skala. Der klinische Cut-Off des vorzeitigen Todeswunsches wurde ≥ 3 bzw. ≥ 4 (bei einem Range von 0–6) festgelegt.

Ein weiteres, jedoch weitaus weniger verwendetes Instrument, ist eine abgeänderte Version der DDRS (Jones et al. 2003). Die *modifizierte DDRS* besteht aus einer 6-Item-Skala. Das Item, das im DDRS danach fragt, ob die Patientinnen oder Patienten den Wunsch nach einem schnelleren Tod bereits ausgedrückt haben, wird durch zwei Items ersetzt, die spezifiziert fragen, wem gegenüber dieser Wunsch ausgedrückt wurde (Familie/Freunde, Ärztin oder Arzt/Pflege). Ein weiteres neues Item in Form der Frage »Haben Sie je einen Arzt oder die Pflege gebeten, etwas zu tun, dass helfen könnte, Ihr Leben zu beenden?« wird ebenfalls eingefügt. Jedes Item soll auf einer 5-Punkt-Likert-Skala bewertet werden, der klinische Cut-Off des WTHD wird bei ≥ 5 (bei einer Range von 0–24) festgelegt.

Die modifizierte DDRS nach Wilson et al. (2000) verfolgt einen anderen Ansatz: hier wird die DDRS in das »Structured Interview for Symptoms and Concerns« (SISC) eingefügt, welches allgemeine Angelegenheiten von klinischer Relevanz im palliativen Kontext unter Einbezug von physischen und psychosozialen Symptomen erfragt. Bei der Exploration der physischen und psychosozialen Symptome wird auch der vorzeitige Todeswunsch abgefragt, dessen Frequenz und Intensität auf einer 6-Punkt-Likert-Skala erfasst werden. Der klinische Cut-Off des vorzeitigen Todeswunsches wird bei ≥ 3 (bei einem Range von 0–6) festgelegt. Die Prävalenz des vorzeitigen Todeswunsches in den Studien mit der DDRS beträgt 3 % bis 35 %.

Als direktes patientenbezogenes Instrument wurde 1999 die *Schedule of Attitudes towards Hastened Death* (SAHD) entwickelt und zunächst bei Patientinnen und Patienten mit HIV und AIDS validiert (Vogl et al. 1999). Der Gesamtscore berechnet sich aus der Summe der jeweils in der angegebenen Richtung (trifft zu/trifft nicht zu) beantworteten Fragen (maximal 20). Die Fragen decken das gesamte Spektrum eines Todeswunsches (▶ Kap. A 1) ab: Akzeptanz eines natürlichen Todes, Inkaufnahme eines vorzeitigen Todes, Herbeisehnen eines vorzeitigen Todes, expliziter Wunsch nach Suizid oder aktiver Sterbehilfe.

Der SAHD wurde in den USA entwickelt und angewandt und dann auch für Griechenland, Südkorea, Spanien und Deutschland adaptiert. Der Cut-Off variiert über die Studien hinweg und wird bei ≥ 10 (10 Studien), ≥ 7 (4 Studien) und ≥ 11 (6 Studien) festgelegt. 12 Studien nennen keinen Cut-Off. Die Prävalenz des vorzeitigen Todeswunsches variiert von 15–28 % (3,9–28 % (Cut-Off: ≥ 7), 4,6–17 % (Cut-Off: ≥ 10), 5–8,8 % (Cut-Off: ≥ 11)). Der *SAHD + 2 Fragen* (Albert et al. 2005) stellt eine Modifikation des SAHD dar und fügt diesem zwei Fragen hinzu, die auf einer 10-Punkt-VAS beantwortet werden sollen: »Haben Sie ernsthaft darüber nachgedacht, sich das Leben zu nehmen?« und »Haben Sie darüber gesprochen, sich das Leben zu nehmen oder Ihren Arzt oder andere zu bitten, Ihr Leben zu beenden?«. Angewandt wurde dieses Instrument bei Patientinnen und Patienten mit Amyotropher Lateralsklerose (ALS) in den USA. Der Cut-Off für den WTHD wurde bei ≥ 8 festgelegt.

Tiernan et al. (2002) fanden in ihrer Studie mit im finalen Stadium an Krebs Erkrankten (N = 142) heraus, dass der Wunsch nach einem vorzeitigen Tod mit der Stärke der Depression korreliert. Dabei wurden zusätzlich zum HADS (Hospital Anxiety and Depression Scale) vier weitere Fragen gestellt, die einen vorzeitigen Todeswunsch erfassen sollten. Die Fragen gehen auf passive Todeswünsche (keine eigene Aktivität diesbezüglich, kein Handlungsdruck, sogenannte »Lebensüberdrussgedanken«) sowie suizidale Vorstellungen ein und nehmen direkten Bezug auf den Wunsch nach Tötung auf Verlangen. Die Aussagen werden auf einer 3-Punkt-Likert-Skala auf ihr Zutreffen hin bewertet: »Ich gehe mit dem Wunsch schlafen, nicht wieder aufzuwachen«, »Ich denke darüber nach, mein Leben zu beenden, aber ich würde es nicht tun«, »Ich würde mein Leben beenden, wenn ich die Möglichkeit dazu hätte«, »Ich wünsche mir, dass die Ärzte etwas täten, um mein Leben zu beenden« (Übers. durch die Verf.). Stutzki et al. (2014) untersuchten mittels eines Fragebogens in einer prospektiven longitudinalen Studie den vorzeitigen Todeswunsch von ALS-Patientinnen und -Patienten und ihrer Angehörigen. Die Exploration erfolgt über folgende Frage (beantwortet über eine 10-Punkt-Skala): »Wie stark ist Ihr aktueller Wunsch, andere zu bitten, Ihnen dabei zu helfen, Ihr Leben frühzeitig zu beenden?« Außerdem werden Fragen zu Advance Care Planning, suizidalen Gedanken, Behandlung von Depressionen, Tötung auf Verlangen bzw. die

## D 1.2 Messinstrumente zur Erfassung von vorzeitigen Todeswünschen

Vorstellung, einen ärztlich assistierten Suizid zu begehen und der Kommunikation zu einem vorzeitigen Todeswunsch gestellt. Die interne Konsistenz und die Inhaltsvalidität der Instrumente wurden als durchgängig sehr gut beurteilt. 45 % der Befragten konnten sich für die Zukunft eine aktive Rolle der Ärztin bzw. des Arztes in Bezug auf einen assistierten Suizid oder auch Tötung auf Verlangen vorstellen. Diese Haltung korrelierte signifikant mit psychiatrischen Folgeerkrankungen wie Depression und Angst sowie mit psychosozialen Faktoren wie Einsamkeit, dem Gefühl, eine Last für Andere zu sein und einer geringeren Lebensqualität ($p < 0.05$).

Ein aktuelles Scoping-Review liefert eine Übersicht über Studien, die sich explizit mit der Erforschung von vorzeitigen Todeswünschen bei ALS-Patientinnen und Patienten gewidmet haben und einen Einblick in die Determinanten und Motive für verschiedene Optionen am Lebensende geben (Erdmann et al. 2021).

Die »Desire-to-be-dead-Scale« misst auf einer 10-Item Skala den Wunsch, tot zu sein und hat in einer studentischen Stichprobe moderat gute Retest-Reliabilität und interne Konsistenz gezeigt (Lester 2013).

Bei allen Messinstrumenten ist das Definitionsproblem des vorzeitigen Todeswunsches eine Herausforderung, entsprechend fehlt es auch oft an einer expliziten Beschreibung des theoretischen Rahmens, in dem ein entsprechendes Messinstrument entwickelt wurde oder bezüglich des genauen Konstruktes, welches die Autorinnen und Autoren messen wollen. Somit wurden Instrumente entwickelt, die verschiedene Aspekte des Phänomens fokussieren und dadurch in dem, was sie messen, untereinander sehr variieren. Der SAHD und der DDRS (inklusive ihrer modifizierten Versionen) sind die am meisten genutzten Instrumente zur Messung des vorzeitigen Todeswunsches (laut Bellido-Perez (2017) in 48 der 50 analysierten Studien). Im Vergleich zur DDRS erlaubt der SAHD eine differenzierte Selbsteinschätzung. Daher besitzt der SAHD eine größere Variabilität und ist besser generalisierbar. Im Folgenden erfolgt eine nähere Beschreibung des SAHD als dem am meisten etablierten Instrument zur Erfassung von Todeswünschen.

## D 1.2.1 SAHD – Schedule of Attitudes toward Hastened Death

Der SAHD wurde bisher in fünf Sprachen validiert. In den USA, Griechenland, Spanien und Korea wurde die eindimensionale Struktur des Fragebogens repliziert (Mystakidou et al. 2004, Shim und Hahm 2011, Villavicencio-Chávez et al. 2014, Erdmann et al. 2021). Auch die Reliabilitäts- und Validitätswerte waren zufriedenstellend. Die griechische Arbeitsgruppe hat zur Validierung die »Beck Hopelessness Scale« verwendet und eine Assoziation des gesteigerten Todeswunsches (SAHD-Gesamtscore) mit Hoffnungslosigkeit, Depression und Schlafqualität beschrieben (Mystakidou et al. 2008). Auch in Nordamerika wurde der SAHD weiterverwendet: In einer kanadischen Population fand sich, dass 34 % der Varianz des SAHD-Scores durch Hoffnungslosigkeit, Depression und den funktionellen Status erklärt werden kann (Rodin et al. 2007). In Spanien wurde der SAHD ebenfalls validiert und herausgestellt, dass psychische und physiologische Beeinträchtigungen mit höheren SAHD-Werten assoziiert waren. Ein Ergebnis war auch, dass man zwischen Gedanken, Wünschen und Intentionen bezüglich des vorzeitigen Todeswunsches unterscheiden sollte, wodurch ein geäußerter Todeswunsch unterschiedliche Konkretisierungsgrade implizieren kann (Monforte-Royo et al. 2011). Die Autoren der spanischen SAHD-Validierung diskutierten, dass die Skala nicht zwischen genuinem Todeswunsch und der Akzeptanz des nahenden Todes unterscheidet (Villavicencio-Chávez et al. 2014).

Die Erhebung der Testgütekriterien in der deutschen Validierung durch Galushko et al. (2015) zeigte, dass der SAHD-D ein objektives, reliables und valides Instrument zur Messung eines gesteigerten Todeswunsches ist. Jedoch ist es wichtig, den Todeswunsch neben »gesteigert« und »nicht-gesteigert« zusätzlich auch in »akut« und »nicht-akut« zu differenzieren und um das Konzept des Lebenswillens zu erweitern.

Auch wenn der SAHD also zu einem der etablierten Instrumente für Forschungszwecke geworden ist, sind einige seiner Eigenschaften weniger geeignet für den klinischen Einsatz. Zum Beispiel kann die Länge des Fragebogens für einige Patientinnen und Patienten anstrengend sein. Während bereits ein klinisch definierter Cut-off-Score für einen gesteigerten Todeswunsch vorgeschlagen wurde, fehlt bislang ein Punktwert für die Vorhersage des Risikos, einen vorzeitigen Todeswunsch herauszubilden. Bezugnehmend auf die oben genannten Kritikpunkte wurde daher eine SAHD-Kurzskala jeweils in Spanien und den USA mit je fünf respektive sechs Items entwickelt, deren Ergebnis es auch möglich macht, mittels eines Cut-Off-Scores Patientinnen und Patienten zu identifizieren, die möglicherweise einen vorzeitigen Todeswunsch entwickeln könnten. Die Korrelationsanalysen bestätigten die konvergente Validität in beiden Studien zwischen der ursprünglichen und der reduzierten Form. Die spanische und amerikanische Version des SAHD mit fünf respektive sechs Items könnten geeignete Alternativen zum vollständigen Instrument sein.

Die Entwicklung einer deutschsprachigen Kurzversion des SAHD sowie ein interkultureller Vergleich der Daten aus Spanien, USA und Deutschland wird aktuell erstellt.

Kürzlich wurde der SAHD von einer Schweizer Forschergruppe adaptiert (Dürst et al. 2020), um ihn bei älteren multimorbiden Menschen einzusetzen (SAHD-Senior). Hier zeigte sich, dass 11,2 % einen starken vorzeitigen Todeswunsch hatten (definiert als > 10 auf der Skala).

## D 1.3 Fazit

Eigene Studien haben gezeigt, dass Patientinnen und Patienten sowie Angehörige das Thema »Todeswunsch« oft selbst ansprechen. Bei der quantitativen Befragung von Patientinnen und Patienten mittels standardisierter Fragebögen und Tests zu ihren möglichen Todeswünschen wird dieses Thema mehr oder weniger nun regelhaft bei jedem Patienten – initiiert durch meist den Arzt – angesprochen (Porta-Sales et al. 2019, Crespo et al. 2021). Dies wird nicht als zusätzlich belastend erlebt, die Interviewten äußern sich hingegen sehr oft positiv über die in ein Interview eingebettete Befragung mittels Fragebogen (Voltz et al. 2010). Ähnliches gilt auch für die Exploration von Suizidgedanken, -absichten oder -plänen.

# D 2

---

## Leitfadengestützte Gesprächsführung und Reflexion

Thomas Dojan, Kathleen Boström und Kerstin Kremeike

### D 2.1 Einleitung

Todeswünsche in der Palliativversorgung sind ein Phänomen, mit dem Versorgende in allen palliativen Settings regelmäßig konfrontiert werden. Um Unsicherheiten im Umgang damit (Udo et al. 2014) zu begegnen, wurde am *Zentrum für Palliativmedizin des Universitätsklinikums Köln* ein evidenzbasierter, teilstrukturierter *Leitfaden zum Umgang mit Todeswünschen* unter Einbeziehung der Perspektiven von Erkrankten, Versorgenden und Experten entwickelt (Kremeike et al. 2018, Frerich et al. 2020, Kremeike et al. 2020): Anhand von Ergebnissen aus qualitativen Einzelinterviews mit palliativ versorgten Menschen wurde ein Entwurf des Leitfadens überarbeitet und anschließend in einem mehrstufigen Konsentierungsprozess (sog. »Delphi-Verfahren«) auf Basis der Einschätzungen von Versorgenden und (inter-)nationalen Expertinnen und Experten finalisiert.

Der so entstandene Leitfaden gliedert sich in fünf Bereiche, die insgesamt elf Abschnitte umfassen (▶ Tab. D 2.1). In diesem Kapitel werden neben den *allgemeinen Nutzungshinweisen* insbesondere die Bereiche *Gesprächsaspekte* und *Reflexion* thematisiert. Zu *Einordnung, Bedeutung und Funktionen von Todeswünschen* sei auf ▶ Kap. A 1, zu *Weitere Handlungsoptionen* auf ▶ Kap. D 4 verwiesen.

**Tab. D 2.1:** Bereiche und Abschnitte des Leitfadens zum Umgang mit Todeswünschen

| Bereich | | Abschnitt | |
|---|---|---|---|
| I. | Nutzung | 1. | Allgemeine Nutzungshinweise |
| II. | Gesprächsaspekte | 2. | Beziehung bewusst herstellen |
| | | 3. | Proaktives Ansprechen von Todeswünschen |
| | | 4. | Abschließen des Gesprächs |
| | | 5. | Nach dem Gespräch |
| III. | Einordnung | 6. | Einordnung |
| | | 7. | Hintergründe und Bedeutungen |
| | | 8. | Funktionen |
| IV. | Reflexion | 9. | Bewusster Umgang mit eigener Haltung und Emotionen |
| | | 10. | Selbstschutz |
| V. | Handlung | 11. | Weitere Handlungsoptionen |

## D 2.2 Proaktives An- und Besprechen von Todeswünschen

In Anbetracht des Umstandes, dass Patientinnen und Patienten im Rahmen der Auseinandersetzung mit lebenslimitierenden, fortschreitenden Erkrankungen nicht selten Todeswünsche entwickeln und diese oft mit zusätzlichem Leid verbunden sind (Vehling et al. 2017), erscheint es sinnvoll, deren Vorhandensein bei *allen* palliativ zu versorgenden Menschen zu explorieren (Kremeike et al. 2020). Dass dies möglich ist, zeigt eine aktuelle Studie, bei der ein Todeswunsch-Screening schon beim ersten Kontakt in der Palliativversorgung von 87 % der angesprochenen Patientinnen und Patienten als hilfreich empfunden wurde – unabhängig davon, ob ein Todeswunsch vorlag oder nicht (Crespo et al. 2021).

Um das mögliche Vorliegen eines Todeswunsches in Erfahrung zu bringen, empfiehlt der *Leitfaden zum Umgang mit Todeswünschen* in Übereinstimmung mit den Empfehlungen der *S3-Leitlinie Palliativmedizin für Patienten mit einer nicht-heilbaren Krebserkrankung* (Leitlinienprogramm Onkologie 2020) das proaktive Ansprechen von und anschließende Gespräch über Todeswünsche. Das proaktive Ansprechen ist ein patientenzentriertes, bedürfnisorientiertes, grenzsensibles und risikobewusstes Angebot von Versorgenden an ihre Patientinnen und Patienten, ergebnisoffen über deren Belastungen am Lebensende, Todesängste und auf Tod und Sterben gerichtete Gedanken zu sprechen. Empfohlen wird außerdem ein offener Umgang mit dem Thema, sodass eine frühzeitige Kenntnis über die Hintergründe von Todeswünschen ggf. auch suizidpräventiv wirksam werden kann (Boström et al. 2022).

In der klinischen Praxis der Palliativversorgung erfolgt jedoch noch keine routinemäßige Erfassung von Todeswünschen. Forschung mit Versorgenden in palliativen Settings belegt, dass Gespräche über Todeswünsche ihnen Unbehagen bereiten (Galushko et al. 2016). Damit geht oft eine ablehnende Haltung gegenüber dem proaktiven Ansprechen von Todeswünschen einher. Geläufig ist etwa die Überzeugung, dass das Ansprechen von Todeswünschen ein Risiko darstellt und diese hervorrufen oder verstärken könnte. Auch birgt das Ansprechen dieses tabubehafteten Themas – so die Befürchtung – die Gefahr, manche Patientinnen oder Patienten ernstlich zu verstimmen. Aus Sorge um das Wohlbefinden der Erkrankten und aufgrund des Wunsches, sie zu schützen, könnte das proaktive Ansprechen von Todeswünschen also abgelehnt werden (Allan und Allan 2019). Verbreitet ist zudem die Sorge, dass Betroffene Nachfragen über mögliche Todeswünsche als Vernachlässigung ihrer Versorgung deuten oder in dem Sinne auffassten, dass ihr Leben als nicht mehr lebenswert bewertet würde (Hudson et al. 2006). Ferner wird angenommen, dass nicht alle Erkrankten über ihre Prognose, den bevorstehenden Tod oder etwaige Todeswünsche sprechen möchten. Das muss nicht vorschnell als Verleugnung des Todes ausgelegt werden, sondern kann auch nachvollziehbar in Bezug zum biographischen oder kulturellen Hintergrund der Betroffenen stehen und ist dann zu berücksichtigen (Metselaar und Widdershoven 2019). Nicht zuletzt bedingt die weit verbreitete Überzeugung, dass Patientinnen bzw. Patienten selbst das Gespräch suchen würden, wenn sie den Wunsch danach hätten, die Zurückhaltung beim Gespräch über Todeswünsche.

Die Forschung bestätigt, dass palliativ versorgte Menschen sich durchaus Gespräche über das Lebensende wünschen (Harding et al. 2013). Gleichzeitig sprechen sie herausfordernde Themen wie Todeswünsche tendenziell *nicht* aus eigener Initiative an, um nicht zur Last zu fallen oder auch, weil sie sich unsicher sind, wem sie dieses Thema zumuten können (Macmillan Cancer Support 2017). Da Versorgende nicht wissen können, was die Erkrankten brauchen, ohne dass entweder diese es zur Sprache bringen oder danach gefragt werden (Bailey und Cogle 2018), scheint das proaktive Vorgehen also durchaus angemessen. Das offene Gespräch über etwaige Todeswünsche kann entlastend wirken, lebensgeschichtliche Hintergründe beleuchten und neue Perspektiven eröffnen (Voltz et al. 2022, Boström et al. 2022). In Bezug auf ein potenzielles Risiko der Thematisierung von möglicherweise vorhandenen

Todeswünschen in hospizlichen und palliativen Settings hat die Forschung erst in jüngster Vergangenheit eine bis dahin bestehende Wissenslücke zu schließen begonnen. Robuste Befunde aus psychiatrischen Studien zeigen, dass das Erfragen von Suizidalität diese weder erzeugt noch verstärkt (Dazzi et al. 2014, DeCou und Schumann 2018). Diese indirekte Evidenz kann entsprechende Sorgen bezüglich des Ansprechens von Todeswünschen deutlich relativieren (Leitlinienprogramm Onkologie 2020). Neuere Forschung mit palliativ versorgten Menschen zeigt mittlerweile zudem, dass diese Nachfragen bezüglich des Vorliegens von Todeswünschen auch dann nicht ablehnen, wenn sie selbst solche Wünsche nicht haben (Voltz et al. 2022). Im Gegenteil werden solche Nachfragen als wichtige Aufgabe in der palliativen Versorgung eingestuft (Porta-Sales et al. 2019), wobei es allerdings darauf ankommt, *wie* und *wann* solche Gespräche stattfinden (Kremeike et al. 2020). Gelingen diese Gespräche, kann das (proaktive) An- und Besprechen von Todeswünschen entlastend wirken und auch dazu beitragen, Depressivität signifikant zu verringern (Voltz et al. 2022).

## D 2.3 Gesprächssituation und Beziehungsgestaltung

Gespräche zwischen Versorgenden und Erkrankten, besonders über existenzielle Themen, erfordern den bewussten Aufbau einer tragfähigen Beziehung. Dies kann bereits durch die Gestaltung der äußeren Gesprächssituation begünstigt werden: Patientinnen und Patienten wünschen sich nach Möglichkeit ein Setting, das Privatsphäre gewährleistet und möchten informiert sein, dass jetzt Zeit für ein gemeinsames Gespräch zur Verfügung steht (Khan et al. 2010, Kremeike et al. 2020). Gewünscht ist eine Haltung der Versorgenden, die von authentischem Interesse und Respekt für das Gegenüber getragen ist. Sofern angemessen, stellt bewusster Augen- und

Körperkontakt, z. B. durch Berührung am Arm, Nähe her (Kremeike et al. 2020). Im Gespräch ist zudem eine passende Sprache wichtig – etwa indem das Vokabular der Erkrankten aufgegriffen wird und Fachsprache nur insofern Anwendung findet, wie sie dem Gegenüber verständlich ist. Durch aktives Zuhören kann einfühlsam, teilnahmsvoll und sensibel zum Ausdruck von Emotionen ermutigt werden. Manchmal ist es aber ebenso wichtig, Stille auszuhalten. Wenn auch bei herausfordernden Themen weiterhin Gesprächsbereitschaft gezeigt und trotz schwieriger Situationen die Beziehung nicht aufgelöst wird, eröffnet sich ein zwischenmenschlicher Raum, in dem Erkrankte sich in ihrer (existenziellen) Not angenommen fühlen können. Es kann darüber hinaus hilfreich sein, Dritte hinzuzuziehen: In einigen Fällen erscheint die Zuhilfenahme interdisziplinärer Kompetenzen sinnvoll, aber auch die Betroffenen selbst können den Wunsch nach Kontakt etwa zu psychosozialen Fachkräften, Seelsorgenden oder Ehrenamtlichen äußern (Kremeike et al. 2020).

Durch zwischenmenschliche Kommunikation eröffnet sich die Möglichkeit, an der Lebenswirklichkeit anderer teilzuhaben. Das Erleben geteilter Wirklichkeit ist ein fundamentales Bedürfnis, in welchem die Wünsche, die Welt zu verstehen und mit anderen in Verbindung zu sein, Ausdruck finden (Echterhoff et al. 2009). Im Kontext von Todeswünschen stellt geteilte Wirklichkeit einen Weg dar, Erkrankten einen Zugang zu der Expertise ihrer Versorgenden zu verschaffen. Andererseits können Versorgende durch verständnisvolle Teilnahme an der möglicherweise durch einen Todeswunsch gezeichneten Lebenswirklichkeit ihrer Patientinnen und Patienten empathisch teilnehmen (Kremeike et al. 2021). Es ist wichtig zu betonen, dass einen Todeswunsch zu *verstehen* nicht gleichzusetzen ist mit dem *Einverständnis* mit einem eventuellen Wunsch nach beschleunigtem Sterben (Kremeike et al. 2019, Leitlinienprogramm Onkologie 2020). Einen Todeswunsch geheim halten zu müssen hingegen kann das Gefühl, mit anderen verbunden zu sein, beeinträchtigen und somit eine Verschlechterung des Gesundheitszustandes oder Wohlbefindens bedingen (Pachankis 2007,

Liu und Slepian 2018). Auch wenn kein Todeswunsch vorliegt, ist die Erschließung geteilter Wirklichkeit im Gespräch präventiv sinnvoll, besonders, da das Erleben mangelnder sozialer Teilhabe ein Prädiktor für die Entwicklung von Todeswünschen vor allem bei Menschen hohen Alters ist (Bernier et al. 2019).

## D 2.4 Gesprächsabschluss und -reflexion

Zu Gesprächsschluss gilt es gemeinsam zu erarbeiten, welche Ressourcen mobilisiert werden können, um eventuell identifizierte Bedarfe adäquat zu adressieren. Möglicherweise ist es angebracht, relevante Einsichten aus dem Gespräch in den Patientenunterlagen zu dokumentieren. Dann muss darauf hingewiesen werden, wenn Versorgende Informationen aus dem Gespräch im Team vertrauensvoll weitergeben werden, um eine bestmögliche Versorgung durch alle Beteiligten zu gewährleisten. Nach dem Gespräch können der Gesprächsverlauf, die Beziehung und erlebte sowie bezeugte Emotionen reflektiert werden.

Es hilft, wenn Versorgende sich der eigenen Haltung zu Todeswünschen und damit assoziierten Themenkreisen wie z. B. dem assistierten Suizid bewusst sind. Nicht immer sind diese vereinbar mit den Wünschen ihrer Patientinnen oder Patienten. Eine authentische Begleitung sterbender Menschen sieht vor, dass Versorgende zu ihren eigenen Haltungen stehen. Gleichzeitig es ist wichtig, sensibel für deren Darstellung nach außen zu sein und darauf zu achten, wie diese Haltungen auf das Gespräch mit Erkrankten Einfluss nehmen – etwa durch Ausdruck in Sprache und Gestik.

Todeswünsche sind komplexe und manchmal paradoxe Grenzphänomene. Trotz aller Bemühungen kann es vorkommen, dass sie weder für Versorgende noch für die Betroffenen selbst verständlich sind. Ein Bewusstsein für diesen Umstand kann helfen zu akzeptieren, dass das Ausmaß erlebten Leids von Person zu Person unterschiedlich ist und widersprüchliche Äußerungen in diesem Kontext zum je individuellen Umgang mit der Erkrankung, dem Leben und dem Sterben gehören können. Diese Ambivalenzen gilt es auszuhalten (Kremeike et al. 2021).

Wenn Tod und Sterben von Patientinnen und Patienten in den Fokus der Behandlung rücken, können die eigenen Bedürfnisse der Versorgenden in den Hintergrund treten. Gespräche über Todeswünsche mögen eine bereichernde und tiefe Erfahrung sein, können jedoch auch emotional be- oder sogar überlasten (Rizo-Baeza et al. 2018). Darum ist es wichtig, dass Versorgende auf ihre eigene seelische Verfassung achten. Die Konfrontation mit dem Tod anderer kann eigene Ängste wachrufen oder an eigene wunde Punkte rühren. Möglichkeiten zur Entlastung können in solchen Fällen beispielsweise im kollegialen Austausch und im Rückhalt des Teams gesucht werden, aber auch in externer Supervision (Medeiros de Oliveira et al. 2019).

Ein bewusster Umgang mit Todeswünschen umfasst auch die Kompetenz, die eigene persönliche und professionelle Eignung realistisch einzuschätzen. Sich aus überfordernden Situationen herauszunehmen bedeutet nicht, seine Patientinnen und Patienten aufzugeben, sondern kann durchaus eine verantwortungsvolle und selbstreflektierte Entscheidung sein (Allan und Allan 2019). Falls Versorgende bemerken, dass sie an die Grenzen ihrer Fähigkeiten stoßen, kann das kollegiale Netzwerk entsprechende Fälle durch Überweisungen auffangen.

## D 2.5 Fazit

Der *Leitfaden zum Umgang mit Todeswünschen* empfiehlt das Gespräch über Todeswünsche mit palliativ versorgten Menschen proaktiv zu initiieren (Kremeike et al. 2020). Wenn solche Gespräche ergebnisoffen und einfühlsam geführt werden, können sie eine adäquate Intervention im Umgang mit Todeswünschen sein. Das Sprechen über Todeswünsche hat das Potenzial, das existenzielle Leid der Betroffenen zu lindern und die Beziehung zwischen Versorgenden und Patientinnen bzw. Patienten zu vertiefen (Boström et al. 2022). Dabei ist es möglich, dass Ambivalenzen, Tabus und Unsicherheiten auftreten, die nicht aufgelöst werden können (Kremeike et al. 2021). Ein bewussterer Umgang mit solchen Herausforderungen ist nur dann möglich, wenn sie angehört und besprochen, statt überhört und verschwiegen werden.

Leitfadengestützte Gespräche über Todeswünsche sind immer individuell und gestalten sich in Anpassung an die involvierten Personen, ihre Beziehung zueinander und die Gesprächssituation unterschiedlich. Wenngleich sinnvolle Empfehlungen zu Inhalten und Ablauf von Gesprächen über Todeswünsche formuliert werden können, so gibt es für sie letztlich kein notwendig festgelegtes Prozedere. Insofern ist auch der *Leitfaden zum Umgang mit Todeswünschen* selbstverständlich kein Gesprächsalgorithmus, sondern eine teilstrukturierte Hilfestellung für Versorgende, die eine lebendige und adaptive Gesprächsführung nur unterstützen, nicht aber ersetzen kann. Voraussetzung einer sinnvollen und fachgerechten Anwendung des Leitfadens ist die Teilnahme an einem entsprechenden Schulungsprogramm. Darüber informiert der folgende Beitrag ▶ Kap. D 3 in diesem Band.

# D 3

## Schulungen zum Umgang mit Todeswünschen

Kathleen Boström, Gerrit Frerich, Vanessa Romotzky, Maren Galushko und Kerstin Kremeike

### D 3.1 Einleitung

Das Potenzial guten Kommunizierens ist spätestens mit dem Schlagwort der »sprechenden Medizin« bei Vielen angekommen. Dennoch stellt gerade die Kommunikation über Tod und Sterben weiterhin ein tabubehaftetes Thema dar, ein Problem, welches sich bei der Kommunikation über Todeswünsche noch verstärkt (Allan und Allan 2019). Mitarbeitende in der palliativen Versorgung werden jedoch immer wieder und auf verschiedenste Weise mit Todeswünschen schwerkranker Menschen konfrontiert (Galushko et al. 2016, Kremeike et al. 2022). Das Gespräch darüber in respektvoller Atmosphäre kann hier entlastend wirken, etwa durch eine Verringerung der Depressivität (Voltz et al. 2022). Auch die *Leitlinie Palliativmedizin für Patienten mit einer nicht heilbaren Krebserkrankung* (Leitlinienprogramm Onkologie 2020) empfiehlt Versorgenden, möglicherweise vorhandene Todeswünsche ihrer Patientinnen und Patienten von sich aus anzusprechen.

Die Unsicherheit unter Versorgenden und Begleitenden im Hinblick auf solche Gespräche ist groß (Udo et al. 2014), besonders in Zeiten gesetzlicher Neuregulierung, wie zuletzt bei der Abschaffung des §217 des Strafgesetzbuchs zum *Verbot der geschäftsmäßigen Förderung der Selbsttötung* (Bundesverfassungsgericht 2020). Häufig besteht die Angst, mit Fragen nach Todeswünschen diese erst auszulösen oder gar noch zu verstärken (Allan und Allan 2019). In Studien der Suizidforschung und auch vermehrt in der Palliativversorgung zeigt sich jedoch deutlich, dass das Ansprechen von und das Sprechen über Todeswünsche und Suizidgedanken kein solches Risiko birgt (DeCou und Schumann 2018, Porta-Sales et al. 2019, Voltz et al. 2022). Dennoch bleiben Todeswünsche ein existenzielles Thema, das einen sensiblen Umgang erfordert. Viele Versorgende berichten dahingehend Bedarf an Unterstützung, beispielsweise in Form von anleitenden Handreichungen und Schulungen (Galushko et al. 2016). Es gilt, den Umgang mit Todeswünschen so zu systematisieren und lehrbar zu machen, dass diesem Bedarf begegnet wird, während gleichzeitig eine patientenzentrierte Haltung mit einem Fokus auf die Individualität jedes Todeswunsches beibehalten wird.

Bei schwerkranken Menschen geht es dabei zunächst um das *Wahrnehmen und Erkennen* der Äußerung eines Todeswunsches durch die Begleitenden (Leitlinienprogramm Onkologie 2020). Im Anschluss sollte das *Verstehen* dieses Wunsches vor dem Hintergrund der medizinischen und psychischen Situation, der Persönlichkeit und Lebenserfahrung der Betroffenen im Vordergrund stehen – ggf. auch unter Einbezug der Angehörigen. Erst durch dieses Verstehen wird das *kompetente Begleiten* schwerkranker Menschen mit einem Todeswunsch möglich. Das im Todeswunsch enthaltene Leid gilt es, wenn möglich und erwünscht, durch konkrete Maßnahmen zu lindern. *Suizidprävention* sowie die Behandlung von Suizidalität ist ein wichtiges Ziel im Umgang mit schwerkranken Menschen mit einem Todeswunsch und sollte immer vor der Suizidassistenz stehen. Zudem sollten Versorgende sich auch ihre eigenen Gefühle und Einstellungen zu Todeswünschen bewusstmachen, um sie nicht mit denen der Patientinnen und Erkrankten zu vermischen und inadäquat darauf zu reagieren (Sanders et al. 2012).

Für diese kompetente Begleitung Betroffener ist eine offene Kommunikation grundlegend, die auf einer vertrauensvollen Beziehung zwischen Versorgten und Versorgenden aufbaut (Adams et al. 2022, Boström et al. 2022). Damit einher geht eine wertschätzende, empathische Haltung der Versorgenden gegenüber Erkrankten und Angehörigen. Die Herstellung solch einer stabilen Beziehung kann durch patientenzentrierte Kommunikation gelingen, ein Kommunikationsstil, der deshalb auch insbesondere für die Palliativversorgung empfohlen wird (Dean und Street 2014).

Dass sich Erkrankte und Angehörige Gespräche über Belange am Lebensende mit Versorgenden wünschen (Steinhauser et al. 2001, Wenrich et al. 2001), ist ein weiterer Grund, warum die Verbesserung kommunikativer Fähigkeiten angesichts der Konfrontation mit Todeswünschen bedeutsam ist. Erkrankte und Angehörige wünschen sich zudem, dass Versorgende die Kommunikation zu diesen Themen initiieren (Balaban 2000, Fallowfield et al. 2002).

Verschiedene Handlungs- und Kommunikationsempfehlungen zu patientenzentrierten Gesprächen über Todeswünsche und anschließende Maßnahmen liegen bereits vor (Hudson et al. 2006, Royal College of Nursing 2011). Dennoch kennen viele Professionelle diese Empfehlungen nicht (Galushko et al. 2016). Neben bestehenden kommunikativen Kompetenzen sind zudem auch Verhaltensweisen verbreitet, die für einen professionellen Umgang mit dem Phänomen wenig hilfreich sind. Hierzu zählen beispielsweise Vermeidung des Gesprächs über Todeswünsche oder eine fehlende Unterscheidung zwischen Gefühlen, Gedanken, Wünschen oder Bedürfnissen der Erkrankten auf der einen und der Professionellen auf der anderen Seite. Negative Auswirkungen fehlender oder ungenügender Kommunikation auf Patientinnen und Patienten sind bekannt: Dazu gehören etwa starke Angst, Depression und Rückzug, die eine schlechtere Behandlungsqualität zur Folge haben können (Leonard 2017). Auch für die Versorgenden zeigen sich die ungünstigen Auswirkungen mangelhafter Kommunikation und des unzureichenden Trainings von Kommunikationskompetenzen, etwa in Berufsunzufriedenheit oder emotionalem Burnout (Fallowfield und Jenkins 2004, Norouzinia et al. 2015, Kimura et al. 2020). Aus anderen Bereichen der medizinisch-therapeutischen Kommunikation ist belegt, dass Kommunikationstrainings bei der nachhaltigen Bildung von Kompetenzen und Selbstsicherheit helfen können (Wilkinson et al. 1999). Berichtet werden unter anderem positive Effekte von (Kommunikations-)Trainings auf Empathie und eine patientenzentrierte Haltung (Bombeke et al. 2010, Riess et al. 2012, Hojat et al. 2013). Entgegen weit verbreiteter Annahmen verbessern sich diese Kommunikationskompetenzen nicht einfach von selbst während der Arbeit (Riess et al. 2012), was die besondere Bedeutung von Fortbildungen und Schulungsmaßnahmen bestärkt.

In Anbetracht des geäußerten Bedarfs und der Evidenz für die positiven Effekte von Schulungen in angrenzenden Feldern medizinischer Kommunikation überrascht es, dass international bisher keine Schulung zum Thema Todeswunsch beschrieben wurde. Dabei sollten Versorgende gut ausgebildet sein, um die bestmögliche Fürsorge für schwerkranke Menschen mit einem Todeswunsch sowie deren Selbstbestimmung sicherzustellen.

## D 3.2 Eine Schulung zum Umgang mit Todeswünschen

Wie kann man Versorgende und Begleitende schwerkranker und sterbender Menschen auf solche Gespräche vorbereiten? Dieser Frage wurde am *Zentrum für Palliativmedizin des Universitätsklinikums Köln* nachgegangen (Kremeike et al. 2018, Frerich et al. 2020, Kremeike et al. 2020). In praxisnahen Forschungsprojekten wurde ein unterstützender teilstrukturierter Gesprächsleitfaden (▶ Kap. D 2) sowie ein multiprofessionelles Schulungscurriculum erstellt und evaluiert, welches die Anwendung des Leitfadens vermittelt (Boström et al. 2022).

Die Schulung ist in ihrem ursprünglichen Aufbau (▶ Tab. D 3.1) für bis zu 16 Teilnehmende konzipiert und auf zwei Tage mit jeweils acht Kurs-Stunden einschließlich Pausen angelegt. Die gemischte Besetzung mit Teilnehmenden aus verschiedenen Berufsgruppen und unterschiedlichen Settings der palliativen und hospizlichen Versorgung ist fester Bestandteil: ärztliche, pflegerische und psychosoziale Fachkräfte sowie ehrenamtliche und koordinative Hospiz-Mitarbeitende kommen zusammen und bringen ihre jeweiligen Erfahrungen ein. In einem geschützten Rahmen wird sich dem Thema Todeswünsche gemeinsam innerhalb verschiedener Kurseinheiten genähert.

Die Schulungsteilnehmenden festigen ihr Hintergrundwissen zu Todeswünschen, hinterfragen die eigene Haltung dazu und können mögliche Gespräche darüber in praxisnahen Rollenspielen in einem geschützten Rahmen ausprobieren. Der entwickelte Gesprächsleitfaden bietet dabei Orientierung, ohne eine zu starke Struktur vorzugeben – er stellt keine abzuarbeitende »Checkliste« dar, sondern soll einen offenen und wertfreien Umgang mit dem Thema Todeswünsche unterstützen. Als handliches Booklet, passend für die Kitteltasche oder zum Nachschlagen vor und nach einem Gespräch über Todeswünsche, unterstützt der Gesprächsleitfaden dabei, die Inhalte der Schulung in die Praxis zu übertragen.

D 3.2 Eine Schulung zum Umgang mit Todeswünschen

**Tab. D 3.1:** Aufbau der zweitägigen Schulung zum Umgang mit Todeswünschen

| Kurseinheit | Inhalte |
| --- | --- |
| Erfahrungsaustausch | Die Teilnehmenden sprechen darüber, wie sie in ihrem Berufsalltag bisher Gespräche über Todeswünsche erlebt haben, welche Faktoren dabei förderlich oder hinderlich waren und welche Gedanken und Emotionen solche Gespräche auslösen können. |
| Haltungen, Normen, Werte | Die Teilnehmenden reflektieren, wie viel eigene Interpretationen im Hören von Todeswünschen steckt, welche Weltanschauungen und Sorgen sie diesbezüglich mitbringen und welche gesellschaftlichen oder institutionellen Normen das eigene Denken beeinflussen. Hier kann auch explizit der instituts- oder teaminterne Umgang mit Anfragen zum (ärztlich) assistierten Suizid thematisiert werden. |
| Todeswünsche – aktueller Forschungsstand | Die aktuellen wissenschaftlichen Erkenntnisse zu Hintergründen, Funktionen und Bedeutungen von Todeswünschen werden in einem Vortrag vermittelt, ebenso wie Studienergebnisse zu Kommunikation darüber. Dabei wird Bezug auf die Empfehlungen des Kapitels »Todeswünsche« der *Leitlinie Palliativmedizin für Patienten mit einer nicht heilbaren Krebserkrankung* (Leitlinienprogramm Onkologie 2020) genommen und anschließend der *Leitfaden zum Umgang mit Todeswünschen* (▶ Kap. D 2) eingeführt. |
| Empfehlungen zum Umgang mit Todeswünschen | Unter Zuhilfenahme des Leitfadens werden Beispiel-Fälle besprochen, die im Hinblick auf die Art des Todeswunsches und mögliche angebrachte Maßnahmen diskutiert werden. |
| Praxissimulation | In Kleingruppen bringen die Teilnehmenden herausfordernde Fälle aus der eigenen Praxis ein. Mit verteilten Rollen und unter einfühlsamer Moderation werden in einem geschützten Rahmen Szenarien durchgespielt, Formulierungen ausprobiert und die dabei aufkommenden Gefühle und Gedanken reflektiert. |
| Selbstschutz | Abschließend reflektieren die Teilnehmenden, was für sie in Gesprächen zu Todeswünschen besonders belastend und entlastend ist. Daraus werden jeweils konkrete, einfach umzusetzende Maßnahmen zur Selbstfürsorge entwickelt. |

Während der Forschungsprojekte zum Thema (Kremeike et al. 2018, Frerich et al. 2020) überstieg die Nachfrage nach den Schulungen zum Umgang mit Todeswünschen deutlich das realisierbare Angebot. Um diese Nachfrage bestmöglich zu beantworten, wurde das Schulungsformat an unterschiedliche institutionelle Rahmenbedingungen angepasst. So fanden z. B. Schulungen mit Teams einzelner Institutionen (etwa der spezialisierten ambulanten Palliativversorgung (SAPV) oder auf einer Krankenhausstation) statt. Auch zeitliche Anpassungen an teilweise eng getaktete Arbeitstage von Versorgenden und Begleitenden sind denkbar; sei es als Kurzfassung der Schulung in zwei halben Tagen oder als intensiver praktischer Input von nur wenigen Stunden im Rahmen von Workshops, z. B. auf Tagungen und Kongressen.

Im Rahmen eines Folgeprojekts wird zudem eine ergänzende Digitalisierung der Schulungen konzipiert und erprobt: neben dem Angebot einer synchronen Online-Durchführung der Schulung werden auch Informationsinhalte zum asynchronen Abruf von einer Website bereitgestellt. Auf diese Weise kann ein niedrigschwelliger und kostengünstiger Zugang für Versorgende gewährleistet werden, für die durch eine weite Anfahrt oder die zum Zeitpunkt der Entwicklung aktuellen Bedingungen der Covid-19-Pandemie eine Schulungsteilnahme in Präsenz nicht möglich ist. Hier muss jedoch besonders darauf geachtet werden, zugunsten von Handlungsorientierung und Zeiteffizienz nicht die Auseinandersetzung der Versorgenden mit ihren Erfahrungen und etwaigen Ängsten zu vernachlässigen. Eine prozessorientierte Haltung bleibt grundlegend: Erlernen und Üben des eigenen Umgangs mit Emotionen und existenziellen Themen in der Kommunikation bedarf der Selbsterfahrung im Sinne eines Reflektierens, Spürens, Aushaltens und Beobachtens (Henoch et al. 2013).

Weiterhin muss eine Schulung zum Umgang mit Todeswünschen auch adaptiv gegenüber auftretenden Problemen oder Veränderungen in der palliativen Versorgungspraxis bleiben. Neben der Digitalisierung der Schulungsinhalte ist so auch eine stetige inhaltliche Erweiterung angestrebt. Diese umfasst aktuell die Aufnahme von weiteren betroffenen Zielgruppen (pflegenden Angehörigen und Ehrenamtlichen von Menschen mit Todeswünschen) (Pronk et al. 2021), sowie einen Fokus auf den institutionsinternen Umgang der palliativmedizinischen Versorgung mit Anfragen nach (ärztlich) assistiertem Suizid.

## D 3.3 Wirkungen und Perspektiven

In der Literatur zur Evaluation von Schulungsprogrammen zeigt sich, dass viele Kommunikationsschulungen oft nur geringe Effekte zeigen und der Transfer von erlerntem Wissen in alltägliche Praxis oftmals nicht gut gelingt – selbst wenn Teilnehmende die Schulungen positiv bewerten (Stiefel und Bourquin 2016). Palliativ versorgte Patienten berichteten jedoch eine temporäre Verringerung der Depressivität nach einem Todeswunsch-Gespräch mit den teilnehmenden Versorgendem der hier beschriebenen Schulung (Voltz et al. 2022). Somit liegt erste Evidenz vor, dass Todeswunsch-Gespräche nach dem offenen, proaktiven Ansatz, der in den Schulungen gelehrt wird, nicht schaden, sondern entlastend wirken können.

Nach Abschluss der in diesem Kapitel berichteten Schulung wurden auch die Effekte auf die teilnehmenden Versorgenden im Rahmen des begleitenden Forschungsprojektes evaluiert (Boström et al. 2022). Die Ergebnisse zu den Auswirkungen der Schulungsteilnahme sind vielversprechend: Sowohl direkt nach Abschluss der Schulung als auch ein Jahr später berichten die Teilnehmenden eine konstante Steigerung ihrer Selbstsicherheit im Umgang mit Todeswünschen. Diese Selbstsicherheit steht auf einem breiten Fundament: Versorgende, die die Schulung absolviert haben, berichten mehr theoretisches Wissen über Todeswünsche, eine positive Veränderung und gesteigerte Reflexion ihrer eigenen Haltung dazu sowie die Verbesserung ihrer kommunikativen Fähigkeiten (Boström et al. 2022). Trotz der nur begrenzten Zeit, die für Gespräche dieser Art im Versorgungsalltag oftmals zur Verfügung steht, wird ein nachhaltiger Einfluss der Schulung beschrieben, z. B. durch eine gesteigerte Sensibilisierung für das Thema im Versorgungsalltag. So äußerten Absolventen der Schulung etwa, dass sie kommunikative Hinweise ihrer Patientinnen und Patienten nun anders wahrnehmen und auf Sätze wie »*Ich will nicht mehr.*«, »*Lasst mich in Ruhe.*« oder »*Wann holt er mich?*« anders reagieren. Das Thema wird bewusster angegangen und ist weniger angstbesetzt, so dass es auch durch die Versorgenden und Begleitenden selbst angesprochen werden kann (Boström et al. 2022). Veränderungen wie diese, hin zu einer positiven, offenen Haltung, sind notwendig, um nachhaltige Veränderungen im Verhalten im klinischen Praxisalltag aufrecht zu erhalten (Gysels et al. 2004).

Im besten Fall tragen sich die Veränderungen im Verhalten der Schulungsabsolventen weiter in deren Umgang mit palliativ versorgten Menschen: Im begleitenden Forschungsprojekt führten geschulte Versorgende im Anschluss Gespräche über Todeswünsche mit palliativ erkrankten Menschen. In den allermeisten Fällen begrüßten diese das kommunikative Angebot (Boström et al. 2022). Zudem zeigte sich, dass ein sensibel geführtes Gespräch über Todeswünsche keine negativen Auswirkungen für die Betroffenen hat – unabhängig davon, ob ein Todeswunsch vorlag oder nicht (Voltz et al. 2022).

## D 3.4  Fazit

Die positiven Effekte eines überschaubaren und adaptiven Schulungscurriculums auf Versorgende und Begleitende und in der Folge auch auf die durch sie betreuten schwerkranken Menschen ermutigen zu weiteren Projekten. Eine flächendeckende Einführung von Schulungen zum Umgang mit Todeswünschen in der palliativen Versorgung und hospizlichen Begleitung könnte einen Beitrag

D 3.4 Fazit

dazu leisten, die Unsicherheit im Umgang mit dem Thema zu vermindern und damit die Betreuung der Betroffenen zu verbessern. Die Mitarbeitenden-Fürsorge von Kliniken, Medizinstudiengänge sowie Ausbildungscurricula für Pflegeberufe oder Ehrenamtliche könnten Schulungen dieser Art in ihr Repertoire aufnehmen, die sich an die jeweiligen Bedarfe anpassen lassen. Auch das Angebot digitaler Online-Schulungen und die Bereitstellung digitaler Informationsmaterialien kann dabei helfen, mehr Versorgende mit den Inhalten der Todeswunschschulungen zu erreichen.

Hierbei bleibt wichtig, den teilnehmenden Versorgenden zu vermitteln, dass das Ziel nicht sein sollte, allen schwerkranken Menschen ihren Todeswunsch zu nehmen. Vielmehr geht es um einen wertschätzenden Umgang mit solchen Wünschen, der das gesamte Spektrum an Möglichkeiten in Bezug auf die Bedürfnisse der Betroffenen berücksichtigt und nur so den Wünschen der schwerkranken Menschen gerecht werden kann. Um dies zu gewährleisten und die emotionale Überlastung von Mitarbeitenden der Palliativversorgung zu vermeiden, benötigen diese umfangreiches Wissen über eine bewusste Haltung zu und eine sichere Herangehensweise gegenüber Todeswünschen.

# D 4

Klinische Prävention und Intervention

Klaus Maria Perrar, Kerstin Kremeike und Raymond Voltz

## D 4.1 Einleitung

Für den klinischen Umgang mit Todeswünschen kann eine vierfache Zielsetzung formuliert werden: Zunächst geht es darum, entsprechende Wünsche wahrzunehmen und zu erkennen, sie im Folgenden vor dem Hintergrund der individuellen Patientensituation zu verstehen, darauf aufbauend kompetent zu begleiten und – sofern nötig und möglich – durch Maßnahmen der Suizidprävention aufzufangen (Leitlinienprogramm Onkologie 2020). Hierbei ist die große Volatilität des geäußerten Wunsches zu beachten. Dies setzt voraus, sich in der Begleitung von Todeswünschen auf einen Prozess einzulassen, d. h. diese Schwankungen zu begleiten. Zu bedenken gilt dabei auch, dass das Bundesverfassungsgericht (2020) in seinem Urteil zum §217 des Strafgesetzbuches (StGB) die letztliche Begründung für einen Todeswunsch der oder dem freiverantwortlichen Suizidwilligen anheimstellt. Die S3-Leitlinie *Palliativmedizin für Patienten mit einer nicht-heilbaren Krebserkrankung* (Leitlinienprogramm Onkologie 2020) und der *Leitfaden zum Umgang mit Todeswünschen* (▶ Kap. D 2) (Kremeike et al. 2020) geben Anregungen und Empfehlungen für Handlungsoptionen im Umgang mit angrenzenden Themen wie Depression, Suizidalität, Therapie und Beratung und zum sogenannten »Sterben zulassen.«

## D 4.2 Todeswünsche wahrnehmen und erkennen, verstehen und kompetent begleiten

Das *Wahrnehmen und Erkennen* eines Todeswunsches setzt voraus, dass Versorgende die direkten Todeswunschäußerungen ihrer Patientinnen und Patienten – »*So will ich nicht mehr leben.*« – nicht überhören und indirekte Äußerungen – »*Das ist doch kein Leben mehr!*« – als Ausdruck eines möglichen Todeswunsches erhören (Kremeike et al. 2022). Eine Haltung von Offenheit, Interesse und Respekt für das Denken, Erleben und Handeln der Betroffenen ist dabei förderlich (Lindner und Schneider 2016). Mit einer offenen und respektvollen Haltung gegenüber den Wünschen der Betroffenen geht jedoch nicht notwendigerweise ein Einverständnis mit potenziellen Todeswünschen einher (Leitlinienprogramm Onkologie 2020). Einen semi-strukturierten Ansatz für das Explorieren möglicherweise vorhandener Todeswünsche bietet ein dafür entwickelter teil-strukturierter Leitfaden (▶ Kap. D 2) (Kremeike et al. 2020). Weitere Instrumente zur Erfassung von Todeswünschen (vor allem zu Forschungszwecken) werden im ▶ Kap. D 1 des vorliegenden Bandes beschrieben.

Das *Verstehen* eines Todeswunsches kann nur dann gelingen, wenn es vor dem Hintergrund der medizinischen, psychischen und sozialen Situation, der Persönlichkeit und der Lebenserfahrung der Erkrankten erfolgt. Dabei ist neben einem fundierten theoretischen Wissen über Todeswünsche (▶ Kap. A 1) ein empathischer, bedeutungsfindender Prozess im Gespräch essenziell (Leitlinienprogramm Onkologie 2020). Hierfür kann es hilfreich sein, Angehörige einzubeziehen, sofern die Erkrankten dem zustimmen (Hudson et al. 2004, Fridriksdottir et al. 2006).

Palliativ versorgte Menschen mit Todeswünschen *kompetent zu begleiten,* bedeutet zunächst nicht zwangsläufig das Ergreifen klinischer Maßnahmen, sondern beinhaltet auch das anteilnehmende Aushalten des Leids der Betroffenen. Wenn möglich und erwünscht, ist das im Todeswunsch enthaltene Leid auch durch klinische Interventionen und Maßnahmen zu adressieren. Unabhängig von der Grunderkrankung, dem Gesundheitszustand der Betroffenen und der rechtlichen Rahmung der Versorgungspraxis sollte über Todeswünsche mit allen hospizlich oder palliativ versorgten Menschen gesprochen werden (Leitlinienprogramm Onkologie 2020). Auch der deutsche Ethikrat betont die Wichtigkeit von Kommunikation als adäquate Reaktion auf Todeswünsche und empfiehlt Suizidpräventionsprogramme, um eventuell vorliegenden Wünschen nach (assistiertem) Suizid entgegenzusteuern (Deutscher Ethikrat 2014). Wie solche kommunikativen Maßnahmen gelingen können, ist Gegenstand von ▶ Kap. D 2 in diesem Band. Das vorliegende Kapitel konzentriert sich auf klinische Maßnahmen der Prä- und Intervention, die über das ergebnisoffene Gespräch hinausgehen.

## D 4.3 Die Behandlung von Depression und Demoralisierung als Suizidprävention

### D 4.3.1 Depression

Depression ist ein wesentlicher Prädikator für die Ausbildung von Todeswünschen bei schwer erkrankten Menschen (Rodin et al. 2009). Daher kann ihre Behandlung präventiv der Entstehung von Todeswünschen vorbeugen. Risikofaktoren für die Entwicklung einer Depression bei hospizlich und palliativ versorgten Menschen sind eigene oder familiale depressive Vorerkrankungen (Meyer et al. 2003), aktuelle Belastungen bei gleichzeitig fehlender sozialer Unterstützung (Tuinman et al. 2006), jüngeres Alter, fortgeschrittene Erkrankung bei der Diagnosestellung, ein schlechter körperlicher Gesundheitszustand (Lo et al. 2010) und unzureichende Symptomkontrolle (Rayner et al. 2011). Durch die Erfassung von Risikofaktoren können nicht nur gefährdete Personen identifiziert und auf Vorliegen depressiver Symptomatik hin untersucht werden, ihre Kenntnis erleichtert auch die gezielte psychosoziale Unterstützung der Betroffenen (Leitlinienprogramm Onkologie 2020). ▶ Tab. D 4.1 zeigt eine Zusammenschau der Haupt- und Zusatzanzeichen depressiver Symptomatik nach den Kriterien der zehnten revidierten Fassung der *International Statistical Classification of Diseases and Related Health Problems* (ICD-10) (World Health Organization 2004).

Bei einem hohen Risiko für die Entwicklung einer Depression ist die Unterstützung durch Intensivierung bestehender oder Einleitung zusätzlicher Maßnahmen anzupassen (Lo et al. 2010). Bei vorliegender Depression wird sowohl eine effektive palliativmedizinische Symptomkontrolle als auch eine professionelle psychosoziale Betreuung empfohlen (Leitlinienprogramm Onkologie 2020). Je nach klinischer Fragestellung sind hierbei Dritte (Ehrenamtliche, Beratende, psychosoziale Fachkräfte, Seelsorgende, Fachärztinnen und -ärzte) hinzuzuziehen (Temel et al. 2010, Leitlinienpro-

**Tab. D 4.1:** Haupt- und Zusatzanzeichen depressiver Symptomatik nach ICD-10-Kriterien (angepasst nach Leitlinienprogramm Onkologie 2020, S. 399)

| | |
|---|---|
| **Hauptsymptome** | • depressive Stimmung<br>• Interessenverlust und Freudlosigkeit<br>• erhöhte Ermüdbarkeit und Antriebsmangel |
| **Zusatzsymptome** | • verminderte Konzentrationsfähigkeit und Aufmerksamkeit<br>• vermindertes Selbstwertgefühl und Selbstvertrauen<br>• Gefühle von Schuld und Wertlosigkeit<br>• negative und pessimistische Zukunftsperspektiven<br>• Schlafstörungen<br>• verminderter Appetit<br>• Suizidgedanken/Suizidhandlungen |

gramm Onkologie 2020). Erste Daten einer Stichprobe palliativ versorgter Menschen zeigen, dass ein offenes Gespräch über Todeswünsche eine depressive Symptomatik lindern können (Voltz et al. 2022).

Eine schwere Depression kann mit der Formung eines Selbsttötungsvorsatzes einhergehen. Auch wenn Todeswünsche nicht notwendig eine suizidale Tendenz enthalten, können sie sich in extremen Formen durchaus als Suizidalität und vollzogener Suizid manifestieren (▶ Kap. A 1).

### D 4.3.2 Demoralisierung und Hoffnungslosigkeit

Demoralisierung ist ein mentaler Zustand, der durch Hoffnungslosigkeit und Sinnlosigkeit gekennzeichnet ist. Er kann von Depressionen dadurch unterschieden werden, dass demoralisierte Patientinnen und Patienten die Gegenwart genießen können und ihr Mangel an Hoffnung auf die Zukunft beschränkt ist (Kissane et al. 2001). Ansätze wie *Managing Cancer and Living Meaningfully* (CALM) (Rodin et al. 2018) (▶ Kap. C 1) sind geeignet, Demoralisierung zu vermindern.

## D 4.4 Interventionen bei latenter und akuter Suizidalität

Ein Selbsttötungsvorsatz kann, als latente Suizidalität, eine in Erwägung gezogene Handlungsmöglichkeit darstellen, etwa für den Fall der Verschlechterung der Lebenssituation. Bei akuter Suizidalität liegt eine eindeutige Handlungsabsicht vor, das eigene Leben zu beenden. Latente Suizidalität umfasst Vorstellungen, Fantasien und Pläne der Lebensbeendigung durch eigenes Tun oder Lassen. Ohne Behandlung ist bei (erneuter) Belastung die Ausbildung eines deutlichen Handlungsdrucks zu erwarten. Akute Suizidalität umfasst dieselben Vorstellungen, Fantasien und Pläne, ist dabei aber bereits mit erheblichem Handlungsdruck verbunden (Lindner 2006).

Liegt latente Suizidalität vor, kann nach gründlicher Abwägung der konkreten Angemessenheit eine sogenannte »Behandlungsvereinbarung« (*suicide prevention contracting*) mit der Patientin oder dem Patienten abgeschlossen werden (Edwards und Sachmann 2010). In einer solchen Behandlungsvereinbarung kommen Betroffene und Versorgende gemeinsam darüber ein, dass erstere ihrer suizidalen Tendenz nicht nachgeben werden, solange sie sich mit den Versorgenden in einem Behandlungsverhältnis befinden. Dabei verpflichten sich die Versorgenden, alles in ihrer Macht Stehende zu tun, um die Behandlung im Sinne des Patientenwohls und mit besonderer Rücksicht auf den Selbsttötungsvorsatz fortzuführen. Dadurch kann wertvolle Zeit für medizinische, psychotherapeutische, seelsorgerische und beraterische Interventionen zur Exploration und Linderung des suizidalen Handlungsdrucks gewonnen werden. Bei Unsicherheit in der Diagnose, oder bei akuter Suizidalität ist psychiatrische oder psychotherapeutische Expertise hinzuzuziehen (Leitlinienprogramm Onkologie 2020).

## D 4.5 Beratung, Seelsorge und Psychotherapie

Aktuelle Forschung mit Menschen, die an fortgeschrittenen Krebserkrankungen leiden, belegt, dass psychotherapeutische Interventionen wie die würdeorientierte *Meaning-Centered Therapy* (Saracino et al. 2019) und die unterstützende CALM-Therapie (Rodin et al. 2018) die depressive Symptomatik in einer Palliativsituation lindern können (Chochinov et al. 2011, Saracino et al. 2019, Serfaty et al. 2019); ▶ Kap. C 1.

## D 4.6 Therapien am Lebensende

Sogenannte »Therapien am Lebensende« umfassen alle (palliativ-) medizinischen Maßnahmen zur Linderung von Leid in der letzten Lebensphase, wie beispielsweise (hochdosierte) Schmerztherapien (Zenz und Rissing-van Saan 2011). Da zu ihren Nebenwirkungen die Verkürzung des Lebens zählen kann, wurde in diesem Kontext früher auch von »indirekter Sterbehilfe« gesprochen. Therapien am Lebensende sind dann unter Einhaltung fachgerechter Standards durchzuführen, wenn sie indiziert sind und eine Patienteneinwilligung zu ihrer Durchführung vorliegt. Dann ist auch die eventuelle Lebensverkürzung in Kauf zu nehmen oder die Durchführung der Therapie trotz der eventuellen Lebensverkürzung sogar geboten, um die Verminderung von Leid zu gewährleisten.

Für Patientinnen und Patienten, die ihr Leid als unerträglich erleben, können Verzicht, Einschränkung oder Abbruch von lebenserhaltenden und lebensverlängernden Maßnahmen oder auch die palliative Sedierung (▶ Kap. D 4.8) bis zum Eintreten des Todes Abhilfe bedeuten.

## D 4.7 Verzicht, Einschränkung oder Abbruch von lebenserhaltenden oder -verlängernden Maßnahmen

Das Zulassen des Sterbens umfasst die Nichtaufnahme oder Beendigung lebensverlängernder bzw. lebenserhaltender Maßnahmen. Sobald Maßnahmen nicht mehr indiziert sind bzw. keine Einwilligung zu ihrer Aufnahme oder Fortführung besteht, kann deren Einschränkung oder Abbruch erfolgen. Früher ist hierbei teilweise von »passiver Sterbehilfe« die Rede gewesen (Kremeike et al. 2019).

Neben dem Umgang mit medizintechnischen Verfahren spielt beim Sterbenlassen auch das sogenannte Sterbefasten eine wichtige Rolle.

## D 4.8 Freiwilliger Verzicht auf Nahrung und Flüssigkeit

Der freiwillige Verzicht auf Essen und Trinken (FVET) bzw. auf Nahrung und Flüssigkeit (FVNF), landläufig auch »Sterbefasten« genannt, findet als Möglichkeit eines selbstbestimmten Sterbens zunehmend Beachtung. Versorgende sollten darauf vorbereitet sein, dass Menschen, die sterbefasten möchten, zu Beginn und während des beschleunigten Sterbeprozesses durch FVNF Unterstützung einfordern (Quill et al. 2018). Bereits seit Jahrzehnten eine etablierte Praxis in der Palliativversorgung, wird FVNF als ethisch vertretbare Alternative zu ärztlich assistiertem Suizid angesehen (Bernat et al. 1993). Aus einer aktuellen Schweizer Studie geht hervor, dass Versorgende den FVNF als eine Form des natürlichen Todes ansehen und überzeugt sind, dass dabei das Recht auf Pflege nicht verletzt wird (Stängle et al. 2020).

Der Tod durch FVNF muss bei fachgerechter Begleitung nicht leidvoll sein (Bernat et al. 1993). Das Hungergefühl endet nach wenigen Tagen des Nahrungsverzichts, und es kann sich sogar ein Gefühl der gehobenen Stimmung einstellen. Der Tod tritt meist nach ca. zehn Tagen bis wenigen Wochen – in der Regel durch ein Nierenversagen – ein, das von einer deliranten Symptomatik begleitet sein kann. Je nach zeitlicher Nähe zum »natürlichen« Sterbeprozess wird kontrovers diskutiert, ob es sich bei dem Sterbevorgang mit FVNF um einen Suizid – also eine nicht natürliche Todesart – handelt oder um eine natürliche Todesart. Auch ist umstritten, ob die Begleitung des FVNF originäre Aufgabe der stationären palliativen Versorgung ist.

Sterbefasten kann durch drei Bedingungen definiert werden: Sterbewillige ...

- entscheiden sich, in einem Zustand, in dem sie noch Nahrung und Flüssigkeit zu sich nehmen können, auf erstere ganz zu verzichten und auf letztere mehr oder weniger konsequent, was Einfluss auf die Dauer bis zum Tode hat.
- beabsichtigen damit, den Eintritt ihres Todes zu beschleunigen.
- treffen diese Entscheidung im Zustand der Einsichtsfähigkeit, ohne äußeren Druck und im Wissen um die Bedeutung und Tragweite ihrer Entscheidung.

Wird ein Wunsch nach FVNF geäußert, sind extern moderierte ethische Fallbesprechungen unter Einbeziehung der Beteiligten hilfreich bei der Entscheidungsfindung. Diese dienen auch dem Austausch unterschiedlicher ethischer Haltungen gegenüber dem FVNF. Entscheidet sich eine Einrichtung für die Begleitung des Sterbens mittels FVNF, so ist der Prozess durch eine Supervision und je nach Bedarf durch weitere Gespräche zu begleiten.

Eine umfassende Beschreibung des FVNF findet sich in der Veröffentlichung bei Chabot und Walther (2021) sowie auf der Homepage www.sterbefasten.org/. Dort werden auch zahlreiche Fallbeispiele angeführt (zur Vertiefung siehe auch Kaufmann et al. 2020).

Eine Broschüre der Sektion Ernährung der Deutschen Gesellschaft für Palliativmedizin (DGP) bündelt aus ernährungstherapeutischer Sicht Informationen zur Begleitung beim FVET, die u. a. dazu beitragen sollen, zu erwartende Begleiterscheinungen zu vermeiden oder auf ein erträgliches Maß zu reduzieren sowie dem sterbewilligen Menschen ein selbstbestimmtes und gleichzeitig achtsam begleitetes Sterben in Würde zu ermöglichen (DGP 2022).

## D 4.9 Palliative Sedierung bei therapierefraktärem Leid

Palliative Sedierung bezeichnet den sorgfältig überwachten Gebrauch von Medikamenten zur Herbeiführung einer verminderten oder aufgehobenen Bewusstseinslage zum Zwecke einer für Erkrankte, Angehörige und Versorgende ethisch vertretbaren Verringerung einer unerträglichen Symptomlast in andernfalls therapierefraktären Situationen. Sie kann abhängig von der Anwendung lebensverlängernde oder lebensverkürzende Wirkung haben und wurde in dieser letztgenannten Anwendungsform früher teilweise zu den Verfahren der »indirekten Sterbehilfe« gezählt. Die Palliative Sedierung ist bei Vorliegen einer Indikation und sofern eine Patienteneinwilligung eingeholt ist, fachgerecht durchzuführen. Dazu hat die *European Association for Palliative Care* (EAPC) eine Zehn-Punkte-Empfehlung erarbeitet, die in ▶ Tab. D 4.2 dargestellt ist (Cherny et al. 2009).

Bei Todeswünschen in der Palliativversorgung kann die palliative Sedierung nach fachgerechter und gründlicher Klärung indiziert sein, sofern der Todeswunsch sich als Antwort auf unerträgliches physisches, psychisches, soziales oder existenziell-spirituelles Leid ausgebildet hat (Leitlinienprogramm Onkologie 2020).

**Tab. D 4.2:** Zehn-Punkte Programm zur Durchführung palliativer Sedierungen (in Anlehnung an Cherny et al. 2009)

| | |
|---|---|
| 1 | Information über die Option palliativer Sedierung im Rahmen der Versorgungsplanung |
| 2 | Information über Indikationen, bei denen palliative Sedierung in Erwägung zu ziehen ist |
| 3 | Information über die notwendigen Beratungs- und Evaluationsprozeduren |
| 4 | Klärung der Einwilligungsvoraussetzungen |
| 5 | Einbezug der Angehörigen in den Entscheidungsfindungsprozess |
| 6 | Information über und Begründung der gewählten Sedationstiefe |
| 7 | Begründung der gewählten Dosierung sowie geplanter Überwachung und Versorgung |
| 8 | Begründung von Entscheidungen bezüglich der Hydration, Ernährung und Begleitmedikation |
| 9 | Adressieren von Versorgungs- und Informationsbedürfnissen der Angehörigen |
| 10 | Fürsorge und Selbstfürsorge der professionell Begleitenden |

## D 4.10 Assistierter Suizid

### D 4.10.1 Sterbehilfevereine

Anfang 2020 wurde der §217 StGB zur »geschäftsmäßigen Förderung der Selbsttötung« für verfassungswidrig erklärt (Bundesverfassungsgericht 2020). Weltweit können etwa 180 Millionen Menschen »medical assistance in dying« legal in Anspruch nehmen (Dierickx und Cohen 2019). Eine gesetzliche Neuregelung in Deutschland steht weiter aus (▶ Kap. B 2).

D 4.10 Assistierter Suizid

Die in Deutschland bekannten Sterbehilfeorganisationen sind »Dignitas Deutschland« (gegründet 2005) und der Verein »Sterbehilfe« (gegründet 2010). Neben der Mitgliedschaft ist ein umfassendes Antragsverfahren notwendig, um die Möglichkeit, Suizidhilfe in Anspruch zu nehmen, zu erhalten. Mit diesem Verfahren soll die Frei- sowie Eigenverantwortlichkeit, die Stabilität und die Ernsthaftigkeit des Suizidwunsches überprüft und gewährleistet werden. Von Antragstellung bis zur Inanspruchnahme vergehen oftmals zwei bis drei Monate. Bemerkenswert ist, dass die überwiegende Mehrzahl der Personen, denen die Möglichkeit zur Suizidassistenz erteilt wird, diese jedoch nicht in Anspruch nehmen (mündliche Mitteilung Dignitas, Vortrag auf dem XV. DGGPP-Kongress Essen 2021).

## D 4.10.2 Ansätze zum Umgang mit Wunsch nach assistiertem Suizid

Im Februar 2021 hat die DGP ein *Papier zu Eckpunkten zu einer möglichen Neuregelung der Suizidassistenz und Stärkung der Suizidprävention* veröffentlicht (DGP 2021a). Die zentralen Forderungen lauten:

- Offene und breite gesellschaftliche Auseinandersetzung mit den Vorstellungen über den Umgang am Lebensende sowie die Beseitigung von bestehenden Informationsdefiziten in der Bevölkerung zu den Möglichkeiten der Hospiz- und Palliativversorgung, der Patientenrechte bei schweren Krankheiten und am Lebensende sowie zur Suizidprävention. Das Bundesministerium für Gesundheit soll hierzu einen öffentlichen Diskurs initiieren.
- Stärkung der Suizidprävention durch niedrigschwellige Angebote zur Suizidprävention sowie Ausbau und Förderung der Hospizarbeit und Palliativversorgung.
- Begleitende Forschung zum assistierten Suizid und zu Umständen, die zu Suizidwünschen führen.
- Konsequente Verankerung von Aus-, Fort- und Weiterbildung aller relevanten Berufsgruppen im Gesundheitswesen und in der

Suizidprävention zum Umgang mit Sterbewünschen und den Möglichkeiten der Hospiz- und Palliativversorgung.
- Qualitätssicherung der bestehenden Angebote der Hospiz- und Palliativversorgung sowie der Suizidprävention.

Für die konkrete Reaktion auf Suizidwünsche in der Hospizarbeit und Palliativversorgung wird in einer im September 2021 erschienenen Broschüre der DGP eine vierstufige praktische Herangehensweise vorgeschlagen ▶ Tab. D 4.3 (DGP 2021b).

**Tab. D 4.3:** DGP-Empfehlungen zum Umgang mit dem Wunsch nach assistiertem Suizid (DGP 2021b)

| | |
|---|---|
| **1. Gespräche führen** | • Zeit nehmen für Gespräche<br>• Fragen und Äußerungen zu vorzeitigem Sterben, Todes- bzw. Suizidwünschen nicht abblocken oder bewerten<br>• Verständnis für den Todes- bzw. Suizidwunsch zeigen<br>• Auslöser und Ursachen des Todes- bzw. Suizidwunsches erfragen<br>• ressourcenorientierte Perspektive, positive Aspekte im Leben der Patientin oder des Patienten suchen (»Was hält Sie im Leben?«) |
| **2. Informationen und notwendige Sachkenntnis vermitteln** | • Zusicherung der Begleitung in schwerer Erkrankung und in der letzten Lebenszeit<br>• Information über/zu:<br>  – Möglichkeiten zur Symptomlinderung<br>  – psychologische und spirituelle Begleitung<br>  – Bewältigungs- und Copingstrategien<br>  – Möglichkeiten der Vorausverfügung<br>  – palliative Sedierung<br>  – Beendigung lebensverlängernder Behandlungsmaßnahmen<br>  – freiwilligen Verzicht auf Essen und Trinken<br>  – sozialrechtlichen Beratungsmöglichkeiten<br>  – Hilfsangebote der Suizidprävention und zum assistierten Suizid |

**Tab. D 4.3:** DGP-Empfehlungen zum Umgang mit dem Wunsch nach assistiertem Suizid (DGP 2021b) – Fortsetzung

| | |
|---|---|
| **3. palliative Behandlung** | ◆ Ausschluss/Behandlung von Depression oder anderer psychiatrischer Erkrankung<br>◆ interprofessionelle Behandlung quälender und belastender Beschwerden im körperlichen, psychischen, sozialen und spirituellen Bereich<br>◆ Beratung und Anleitung zu Therapie- und Pflegemaßnahmen und Stärkung der Selbstbestimmung und Autonomie |
| **4. Vorgehen bei anhaltendem Suizidwunsch** | ◆ Handlung entsprechend Haltung des Behandlungsteams/der Einrichtung<br>◆ Prüfung der Freiverantwortlichkeit<br>◆ Respektierung des Willens der Patientinnen und Patienten bei fortbestehendem ernsthaftem Wunsch nach Suizidassistenz<br>◆ auch bei Entscheidung der Patientin/des Patienten für eine Suizidassistenz ohne eigene Mitwirkungsbereitschaft muss das Hospiz- und Palliativteam klären, inwieweit eine Ansprechbarkeit bei Notfällen oder Änderung des Patientenwillens bestehen bleibt |

Eine umfassende Übersicht über die Suizidprävention in der Hospiz- und Palliativversorgung in Deutschland soll die Weiterentwicklung entsprechender präventiver Maßnahmen fördern (Perrar et al. 2021).

### D 4.10.3 DHPV-Dialogpapier »Hospizliche Haltung in Grenzsituationen«

Auch der Deutsche Hospiz- und Palliativverband (DHPV) hat vor dem Hintergrund der Entscheidung des Bundesverfassungsgerichts im Februar 2021 einen Dialogprozess mit seinen Mitgliedsorganisationen auf der Landesebene sowie den überregionalen Organisationen des DHPV gestartet. Im Ergebnis dieser Auseinandersetzung ist das *Dialogpapier »Hospizliche Haltung in Grenzsituationen«* entstanden, das der DHPV seinen Mitgliedsorganisationen zur Verfügung stellt und dazu einlädt, es als Grundlage für die weitere Diskussion und den internen Dialogprozess zu nutzen (DHPV 2021).

### D 4.10.4 YouTube-Reihe Palliativ&

In der YouTube-Reihe »Palliativ&« des Zentrums für Palliativmedizin der Uniklinik Köln werden in knapp einstündigen Beträgen u. a. rechtliche, ethische, soziologische, theologische und hospizliche Aspekte des assistierten Suizids dargestellt.[4] Darüber hinaus stehen dort Aufzeichnungen von Symposien zum Umgang mit Todeswünschen beziehungsweise zu Aspekten des FVNF zur Verfügung.

### D 4.10.5 Begleitung der Behandelnden

Auf die Bedeutung der Behandelnden beim Umgang mit Todeswünschen wurde bereits hingewiesen (▶ Kap. C 2). Hat ein Mensch sich bis zum Schluss für den Weg eines assistierten Suizides entschieden, stellt dies eine besondere Beanspruchung für die Behandelnden dar – unabhängig davon, wie diese zu einer solchen Entscheidung stehen. Die Suizidbegleitung wird in Deutschland in aller Regel durch Mitglieder der Sterbehilfeorganisationen durchgeführt. Für die begleitenden Angehörigen und auch für die professionell Helfenden muss Raum und Zeit geschaffen sein, über die Besonderheit einer solchen Begleitung sprechen zu können. Dies gilt auch für das Sterben durch FVNF.

---

4 Z. B. Palliativ & Assistierter Suizid – Juristische Betrachtung (abgerufen am 31.03.2022): https://www.youtube.com/watch?v=RKiDXqb0g30&list=PLz cZZqTbYEyoAB1bW4at1_R60I1iiocP&index=8

## D 4.11 Fallbezogene Ethikberatung

Das Vorliegen eines Todeswunsches bei Patientinnen und Patienten in der Palliativversorgung kann eine ethische Herausforderung für die Versorgenden und das Versorgungsteam darstellen. Anlaufstellen für die Auseinandersetzung mit ethischen Fragestellungen im klinischen Alltag sind Ethikkomitees und -konsildienste, in denen Ethikberatung durch Einzelpersonen oder in Arbeitsgruppen geleistet wird (Bechtold et al. 2015). Fallbezogene Ethikberatung kann als Einzelfallbesprechung entweder im Rahmen der Ethikvisite des Liaisondienstes oder auf Beratungsebene stattfinden (Simon und Neitzke 2010). Es besteht auch die Möglichkeit, eine Ethikberatung direkt am Krankenhausbett durchzuführen, um vor Ort eine durch Moderation gestützte ethische Entscheidung zu fällen (Richter 2008).

## D 4.12 Fazit

Die klinische Prävention und Intervention im Umgang mit Todeswünschen sind stark beeinflusst durch die Volatilität des geäußerten Wunsches. Als besondere Herausforderung ist darüber hinaus zu sehen, dass das Bundesverfassungsgericht in seinem Urteil zum §217 StGB die letztliche Begründung der oder dem freiverantwortlichen Suizidwilligen anheimstellt. In der Praxis lassen sich zahlreiche Verläufe von Todeswünschen beobachten, von der gelingenden Begleitung eines solchen Wunsches mit allmählicher Distanzierung bis hin zum über lange Zeit stabilen Todeswunsch und gelingender Begleitung durch einen Sterbehilfeverein. Wesentlich ist allen Verläufen, eine tragfähige und offene therapeutische Beziehung zu den Patientinnen und Patienten herzustellen und ihnen zu vermitteln, dass sie mit ihrem Todeswunsch nicht alleine gelassen werden – egal welchen Weg sie letztlich beschreiten. Und hierfür bedarf es bei den Versorgenden der Expertise, der Kompetenz und des Wissens im Umgang mit Todeswünschen. Wir hoffen, dass dieses Buch einen wesentlichen Beitrag dazu leisten kann.

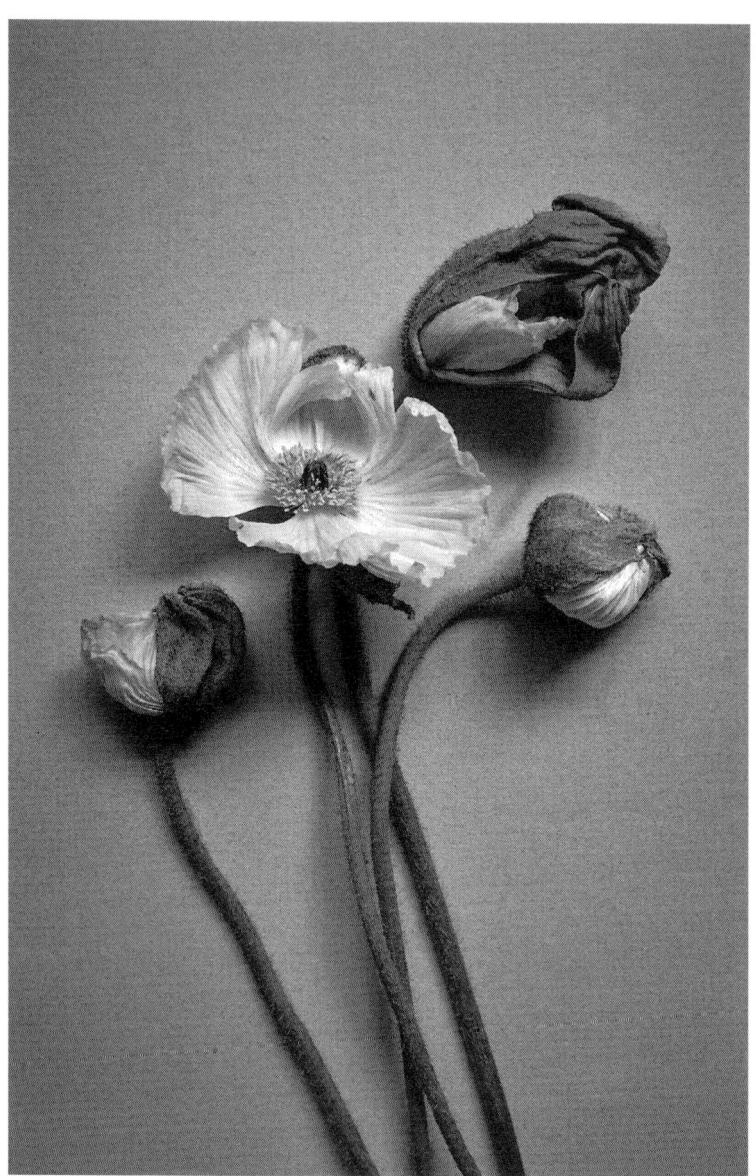

Foto: © Cordula Diebold, Tübingen

**Verzeichnisse**

# Literatur

Abrahao A, Downar J, Pinto H, Dupré N, Izenberg A, Kingston W, Korngut L, O'Connell C, Petrescu N, Shoesmith C (2016) Physician-assisted death: A Canada-wide survey of ALS health care providers. Neurology 87(11): 1152–1160.

Achille MA, Ogloff JR (2004) Attitudes toward and desire for assisted suicide among persons with amyotrophic lateral sclerosis. OMEGA – Journal of Death and Dying 48(1): 1–21.

Adams V, Katz NT, Philip JAM, Gold M (2022) Desire to Die Statements in the Era of Voluntary Assisted Dying: An Audit of Patients Known to a Victorian Consultation-Liaison Palliative Care Service. Am J Hosp Palliat Care: 104990 91211069620.

Ahronheim JC, Davol SB (1999) Pursuit of assisted dying: a pilot study of inquiries made to a national consumer-based organization. Journal of pain and symptom management 18(6): 401–405.

Albert S, Rabkin J, Del Bene M, Tider T, O'sullivan I, Rowland L, Mitsumoto H (2005) Wish to die in end-stage ALS. Neurology 65(1): 68–74.

Allan A, Allan MM (2019) Ethical issues when working with terminally ill people who desire to hasten the ends of their lives: a western perspective. Ethics & Behavior: 1–17.

Allen D, Wainwright M, Hutchinson T (2011) ›Non-compliance‹ as illness management: Hemodialysis patients' descriptions of adversarial patient–clinician interactions. Social science & medicine 73(1): 129–134.

AMDP & CIPS (1990) Ratingscales for psychiatry. Weinheim: Beltz.

Amundsen DW (1981) Casuistry and professional obligations: the regulation of physicians by the court of conscience in the late Middle Ages. Transactions & Studies of the College of Physicians of Philadelphia 3(1): 22–39.

Ando M, Morita T, Akechi T, Okamoto T (2010) Efficacy of short-term life-review interviews on the spiritual well-being of terminally ill cancer patients. J Pain Symptom Manage 39(6): 993–1002.

Ankrom M, Zelesnick L, Barofsky I, Georas S, Finucane TE, Greenough III WB (2001) Elective discontinuation of life-sustaining mechanical ventilation on a chronic ventilator unit. Journal of the American Geriatrics Society 49(11): 1549–1554.

Antoine J (2004) Aktive Sterbehilfe in der Grundrechtsordnung. Berlin: Duncker & Humblot.

Appelbaum PS (2007) Assessment of patients' competence to consent to treatment. New England Journal of Medicine 357(18): 1834–1840.

Arbeitsgruppe »Alte Menschen« im Nationalen Suizidpräventionsprogramm für Deutschland (2015) Wenn alte Menschen nicht mehr leben wollen. Situation und Perspektiven der Suizidprävention im Alter. (https://www.nas pro.de/dl/memorandum2015.pdf, Zugriff am 31.03.2022.

Axelsson L, Randers I, Lundh Hagelin C, Jacobson SH, Klang B (2012) Thoughts on death and dying when living with haemodialysis approaching end of life. Journal of clinical nursing 21(15-16): 2149–2159.

Bailey PH (2004) The dyspnea-anxiety-dyspnea cycle – COPD patients' stories of breathlessness:«It's scary/when you can't breathe«. Qualitative health research 14(6): 760–778.

Bailey S-J, Cogle K (2018) Talking about dying: How to begin honest conversations about what lies ahead. Our Future Health, Royal College of Phyisicians.

Balaban RB (2000) A Physician's Guide to Talking About End-of-Life Care. Journal of General Internal Medicine 15(3): 195–200.

Balaguer A, Monforte-Royo C, Porta-Sales J, Alonso-Babarro A, Altisent R, Aradilla-Herrero A, Bellido-Pérez M, Breitbart W, Centeno C, Cuervo MA, Deliens L, Frerich G, Gastmans C, Lichtenfeld S, Limonero JT, Maier MA, Materstvedt LJ, Nabal M, Rodin G, Rosenfeld B, Schroepfer T, Tomás-Sábado J, Trelis J, Villavicencio-Chávez C, Voltz R (2016) An International Consensus Definition of the Wish to Hasten Death and Its Related Factors. PLoS One Jan 4;11(1):e0146184. doi: 10.1371/journal.pone.0146184. Erratum in: PLoS One. 2018 Apr 26;13(4):e0196754. PMID: 26726801; PMCID: PMC4700969.

Baltes PB (2007) Alter(n) als Balanceakt: Im Schnittpunkt von Fortschritt und Würde. Die Zukunft des Alterns: Die Antwort der Wissenschaft. München: CH Beck, S. 15–34.

Bartig S, Kalkum D, Le HM, Lewicki A (2021) Diskriminierungsrisiken und Diskriminierungsschutz im Gesundheitswesen – Wissensstand und Forschungsbedarf für die Antidiskriminierungsforschung. Berlin: Antidiskriminierungsstelle des Bundes.

Barutta J, Vollmann J (2015) Physician-assisted death with limited access to palliative care. Journal of Medical Ethics 41(8): 652–654.

Bascom PB, Tolle SW (2002) Responding to requests for physician-assisted suicide: These are uncharted waters for both of US. JAMA 288(1): 91–98.

Beauchamp T, Childress J (2019) Principles of Biomedical Ethics. New York: Oxford University Press.

Bechtold N, Brandenburg S, Palsherm I, Neikes M, Jürgens N (2015) Modelle der klinischen Ethikberatung. In: Strubreither W, Neikes M, Stirnimann D,

Eisenhuth J, Schulz B, Lude P (Hrsg.) Klinische Psychologie bei Querschnittlähmung: Psychologische und psychotherapeutische Interventionen bei psychischen, somatischen und psychosozialen Folgen. Vienna: Springer, S. 803–813.

Becker DA, Plasger G (2010) Sein in der Begegnung: Menschen mit (Alzheimer-) Demenz als Herausforderung theologischer Anthropologie und Ethik. Münster: LITVerlag.

Beduneau G, Pham T, Schortgen F, Piquilloud L, Zogheib E, Jonas M, Grelon F, Runge I, Terzi N, Grange S (2017) Epidemiology of weaning outcome according to a new definition. The WIND study. American journal of respiratory and critical care medicine 195(6): 772–783.

Beernaert K, Cohen J, Deliens L, Devroey D, Vanthomme K, Pardon K, Van den Block L (2013) Referral to palliative care in COPD and other chronic diseases: a population-based study. Respiratory medicine 107(11): 1731–1739.

Bellido-Pérez M, Monforte-Royo C, Tomás-Sábado J, Porta-Sales J, Balaguer A (2017) Assessment of the wish to hasten death in patients with advanced disease: A systematic review of measurement instruments. Palliative Medicine 31(6): 510–525.

Benzenhöfer U (2009) Der gute Tod? Geschichte der Euthanasie und Sterbehilfe. Göttingen: Vandenhoeck & Ruprecht.

Berkman CS, Cavallo PF, Chesnut WC, Holland NJ (1999) Attitudes toward physician-assisted suicide among persons with multiple sclerosis. Journal of palliative medicine 2(1): 51–63.

Bernat E (2021) Recht auf Beihilfe zur Selbsttötung: Der österreichische VfGH setzt neue Maßstäbe. Medizinrecht 39(6): 529–534.

Bernat JL, Gert B, Mogielnicki RP (1993) Patient refusal of hydration and nutrition. An alternative to physician-assisted suicide or voluntary active euthanasia. Arch Intern Med 153(24): 2723–2728.

Bernier S, Lapierre S, Desjardins S (2019) Social Interactions among Older Adults Who Wish for Death. Clinical Gerontologist: 1–13.

Bickhardt J, Hanke RM (2014) Freiwilliger Verzicht auf Nahrung und Flüssigkeit: Eine ganz eigene Handlungsweise. Deutsches Ärzteblatt 111(14): A590.

Birmelé B, François M, Pengloan J, Français P, Testou D, Brillet G, Lechapois D, Baudin S, Grezard O, Jourdan J-L (2004) Death after withdrawal from dialysis: the most common cause of death in a French dialysis population. Nephrology Dialysis Transplantation 19(3): 686–691.

Birnbacher D (2004) Suizid und Suizidverhütung – die Sicht eines Ethikers. In: Wiesing U (Hrsg.) Ethik in der Medizin. Ein Studienbuch. Stuttgart: Reclam, S. 197–199.

Blanke C, LeBlanc M, Hershman D, Ellis L, Meyskens F (2017) Characterizing 18 Years of the Death With Dignity Act in Oregon. JAMA Oncol 3(10): 1403–1406.

Bollheimer C, Lüttje D (2014) Geriatrie. In: Pantel J, Schröder J, Bollheimer C, Sieber C, Kruse A (Hrsg.) Praxishandbuch Altersmedizin. Geriatrie – Gerontopsychiatrie – Gerontologie. Stuttgart: Kohlhammer, S. 50–54.

Bombeke K, Symons L, Debaene L, De Winter B, Schol S, Van Royen P (2010) Help, I'm losing patient-centredness! Experiences of medical students and their teachers. Medical Education 44(7): 662–673.

Borasio G, Weltermann B, Voltz R, Reichmann H, Zierz S (2004) Einstellungen zur Patientenbetreuung in der letzten Lebensphase. Der Nervenarzt 75(12): 1187–1193.

Borasio GD, Jox RJ, Taupitz J, Wiesing U (2014) Selbstbestimmung im Sterben – Fürsorge zum Leben. Ein Gesetzesvorschlag zur Regelung des assistierten Suizids. Stuttgart: Kohlhammer.

Borecky A, Thomsen C, Dubov A (2019) Reweighing the ethical tradeoffs in the involuntary hospitalization of suicidal patients. The American Journal of Bioethics 19(10): 71–83.

Bormann F-J (2021) Desiderate einer gesetzlichen Neuregelung der Suizidassistenz – ein moraltheologischer Blick auf ein schwieriges Unterfangen (= Desiderata of a legal regulation of suicide assistance-a moral-theological view on a difficult task.) Zeitschrift für medizinische Ethik 67(4): 511–524.

Bornet MA, Rubli Truchard E, Waeber G, Vollenweider P, Bernard M, Schmied L, Marques-Vidal P (2020) Life worth living: cross-sectional study on the prevalence and determinants of the wish to die in elderly patients hospitalized in an internal medicine ward. BMC Geriatr 20(1): 348.

Boström K, Dojan T, Frerich G, Romotzky V, Galushko M, Voltz R, Kremeike K (2022) Umgang mit Todeswünschen in der Palliativversorgung – Evaluation eines Schulungsprogramms. Zeitschrift für Palliativmedizin, April 2022, DOI: 10.1055/a-1729-7360.

Boström K, Dojan T, Rosendahl C, Gehrke L, Voltz R, Kremeike K (2022) How do trained palliative care providers experience open desire to dieconversations? An explorative thematic analysis. Palliative and supportive Care, 1–9. https://doi.org/10.1017/S1478951522001006

Bostwick JM, Cohen LM (2009) Differentiating suicide from life-ending acts and end-of-life decisions: a model based on chronic kidney disease and dialysis. Psychosomatics 50: 1–7.

Braun E (2022) An autonomy-based approach to assisted suicide – a way to avoid the expressivist objection against assisted dying laws. Journal of Medical Ethics, DOI: 10.1136/jme-2022-108375.

Braun E, Gather J, Scholten M, Vollmann J (2022) An Autonomy-Based Approach to Justifying Physician-Assisted Death: A Recent Judgment of the German Federal Constitutional Court. The American Journal of Bioethics 22 (2), 71–73.

Brännström M, Forssell A, Pettersson B (2011) Physicians' experiences of palliative care for heart failure patients. Eur J Cardiovasc Nurs 10: 64–69.

Breitbart W, Rosenfeld B, Pessin H, Kaim M, Funesti-Esch J, Galietta M, Nelson CJ, Brescia R (2000) Depression, hopelessness, and desire for hastened death in terminally ill patients with cancer. JAMA 284(22): 2907–2911.

Breitbart W, Rosenfeld B, Gibson C, Kramer M, Li Y, Tomarken A, Nelson C, Pessin H, Esch J, Galietta M, Garcia N, Brechtl J, Schuster M (2010) Impact of treatment for depression on desire for hastened death in patients with advanced AIDS. Psychosomatics 51(2): 98–105.

Brenner P, Burkill S, Jokinen J, Hillert J, Bahmanyar S, Montgomery S (2016) Multiple sclerosis and risk of attempted and completed suicide – a cohort study. European Journal of Neurology 23(8): 1329–1336.

Brighton LJ, Bristowe K (2016) Communication in palliative care: talking about the end of life, before the end of life. Postgraduate Medical Journal 92 (1090): 466.

Bronisch T (2007) Der Suizid: Ursachen, Warnsignale, Prävention. München: CH Beck.

Brønnum-Hansen H, Stenager E, Stenager EN, Koch-Henriksen N (2005) Suicide among Danes with multiple sclerosis. Journal of Neurology, Neurosurgery & Psychiatry 76(10): 1457–1459.

Browall M, Melin-Johansson C, Strang S, Danielson E, Henoch I (2010) Health care staff's opinions about existential issues among patients with cancer. Palliative and Supportive Care 8(1): 59–68.

Browall M, Henoch I, Melin-Johansson C, Strang S, Danielson E (2014) Existential encounters: Nurses' descriptions of critical incidents in end-of-life cancer care. Eur J Oncol Nurs 18(6): 636–644.

Brown S (2019) Why many doctors still find it difficult to talk about dying with patients. CMAJ 191(1): E22–E23.

Bruns F, Blumenthal S, Hohendorf G (2016) Organisierte Suizidbeihilfe in Deutschland. DMW - Deutsche Medizinische Wochenschrift 141(04): e32–e37.

Buecken R, Galushko M, Golla H, Strupp J, Hahn M, Ernstmann N, Pfaff H, Voltz R (2012) Patients feeling severely affected by multiple sclerosis: How do patients want to communicate about end-of-life issues? Patient Education and Counseling 88(2): 318–324.

Bundesamt für Statistik (2016) Todesursachenstatistik 2014. Assistierter Suizid (Sterbehilfe) und Suizid in der Schweiz. (https://www.bfs.admin.ch/bfsstatic/dam/assets/3902305/master, Zugriff am 31.03.2022).

Bundesärztekammer (2020) Der Normalisierung des Suizids entgegenwirken – Pressemitteilung vom 26.02.2020. (https://www.bundesaerztekammer.de/presse/pressemitteilungen/news-detail/reinhardt-der-normalisierung-des-suizids-entgegenwirken, Zugriff am 31.03.2022).

Bundesärztekammer (BÄK), Kassenärztliche Bundesvereinigung (KBV), Arbeitsgemeinschaft der Wissenschaftlichen Medizinischen Fachgesellschaften (AWMF) (2022) Nationale VersorgungsLeitlinie Unipolare Depression – Langfassung, Version 3.0. 2022. (www.leitlinien.de/depression, Zugriff am 27.10.2022).

Bundesministerium für Familie, Senioren, Frauen und Jugend (2006) Fünfter Altenbericht. Potenziale des Alters in Wirtschaft und Gesellschaft. Der Beitrag älterer Menschen zum Zusammenhalt der Generationen. Köln: Bundesanzeiger.

Bundesverfassungsgericht (2020) Urteil des Zweiten Senats vom 26. Februar 2020. 2 BvR 2347/15, Rn (1–343).

Burchardi N, Rauprich O, Hecht M, Beck M, Vollmann J (2005) Discussing living wills. A qualitative study of a German sample of neurologists and ALS patients. Journal of the neurological sciences 237(1–2): 67–74.

Burkhard PR, Vingerhoets F, Berney A, Bogousslavsky J, Villemure J-G, Ghika J (2004) Suicide after successful deep brain stimulation for movement disorders. Neurology 63(11): 2170–2172.

Burkhardt H, Sperling U, Gladisch R, Kruse A (2003) Todesverlangen. Ergebnisse einer Pilotstudie mit geriatrischen Akutpatienten. Zeitschrift für Gerontologie und Geriatrie 36(5): 392–400.

Canetto SS (1991) Gender roles, suicide attempts, and substance abuse. The Journal of psychology 125(6): 605–620.

Canetto SS (1994) Gender issues in the treatment of suicidal individuals. Death Studies 18(5): 513–527.

Cape J (2002) Consultation length, patient-estimated consultation length, and satisfaction with the consultation. British Journal of General Practice 52 (485): 1004–1006.

Carson RC, Juszczak M, Davenport A, Burns A (2009) Is maximum conservative management an equivalent treatment option to dialysis for elderly patients with significant comorbid disease? Clinical Journal of the American Society of Nephrology 4(10): 1611–1619.

Carvalho TL, Almeida LMSd, Lorega CMA, Barata MFO, Ferreira MLB, Brito-Marques PRd, Correia CdC (2016) Depression and anxiety in individuals with amyotrophic lateral sclerosis: a systematic review [Depressão e ansiedade em pessoas com esclerose lateral amiotrófica: uma revisão sistemática]. Trends in Psychiatry and Psychotherapy 38(1): 1–5.

Chabot B, Walther C (2021) Ausweg am Lebensende. Sterbefasten – Selbstbestimmtes Sterben durch freiwilligen Verzicht auf Essen und Trinken. 6. Auflage. München: Ernst Reinhardt.

Cherny N, Radbruch L, Board of the European Association for Palliative Care (2009) European Association for Palliative Care (EAPC) recommended framework for the use of sedation in palliative care. Palliative Medicine 23: 581–593.

Chochinov HM, Wilson K, Enns M (1995) Desire for death in the terminally ill. American Journal of Psychiatry 152(8): 1185–1191.

Chochinov HM (2007) Dignity and the essence of medicine: the A, B, C, and D of dignity conserving care. BMJ 335(7612): 184–187.

Chochinov HM, Kristjanson LJ, Breitbart W, McClement S, Hack TF, Hassard T, Harlos M (2011) Effect of dignity therapy on distress and end-of-life experience in terminally ill patients: a randomised controlled trial. The Lancet Oncology 12(8): 753–762.

Cohen LM, Poppel DM, Cohn GM, Reiter GS (2001) A very good death: measuring quality of dying in end-stage renal disease. Journal of Palliative Medicine 4(2): 167–172.

Cohen LM, Germain MJ, Poppel DM (2003) Practical considerations in dialysis withdrawal: To have that option is a blessing. JAMA 289(16): 2113–2119.

Cohen LM, Germain MJ (2005) Psychosocial factors in patients with chronic kidney disease: The psychiatric landscape of withdrawal. Seminars in Dialysis, Wiley Online Library.

Colosimo K, Nissim R, Pos AE, Hales S, Zimmermann C, Rodin G (2018) »Double awareness« in psychotherapy for patients living with advanced cancer. Journal of Psychotherapy Integration 28(2): 125–140.

Coyle N, Sculco L (2004) Expressed desire for hastened death in seven patients living with advanced cancer: a phenomenologic inquiry. Oncology Nursing Forum 31(4): 699–709.

Crespo I, Monforte-Royo C, Balaguer A, Pergolizzi D, Cruz-Sequeiros C, Luque-Blanco A, Porta-Sales J (2021) Screening for the Desire to Die in the First Palliative Care Encounter: A Proof-of-Concept Study. J Palliat Med Apr;24(4):570–573. doi: 10.1089/jpm.2020.0276. Epub 2020 Sep 18. PMID: 32945714.

Curtis JR, Engelberg R, Young JP, Vig LK, Reinke LF, Wenrich MD, McGrath B, McCown E, Back AL (2008) An approach to understanding the interaction of hope and desire for explicit prognostic information among individuals with severe chronic obstructive pulmonary disease or advanced cancer. Journal of palliative medicine 11(4): 610–620.

Davison SN (2010) End-of-life care preferences and needs: perceptions of patients with chronic kidney disease. Clinical Journal of the American Society of Nephrology 5(2): 195–204.

Dazzi T, Gribble R, Wessely S, Fear NT (2014) Does asking about suicide and related behaviours induce suicidal ideation? What is the evidence? Psychol Med 44(16): 3361–3363.

De Lima L, Woodruff R, Pettus K, Downing J, Buitrago R, Munyoro E, Venkateswaran C, Bhatnagar S, Radbruch L (2017) International Association for Hospice and Palliative Care Position Statement: Euthanasia and Physician-Assisted Suicide. J Palliat Med 20(1): 8–14.

de M'Uzan M (2013) The work of dying. In: ders., Death and identity. Being and the psycho-sexual drama. London: Karnac, S. 33–46 (1976).

Dean M, Street RL (2014) A 3-stage model of patient-centered communication for addressing cancer patients' emotional distress. Patient Education and Counseling 94(2): 143–148.

Death with Dignity Act (1998–2021) Oregon Death with Dignity Act: Annual Reports. (https://www.oregon.gov/oha/PH/PROVIDERPARTNERRESOURCES/EVALUATIONRESEARCH/DEATHWITHDIGNITYACT/Documents/year24.pdf, Zugriff am 31.03.2022).

DeCou CR, Schumann ME (2018) On the Iatrogenic Risk of Assessing Suicidality: A Meta-Analysis. Suicide Life Threat Behav 48(5): 531–543.

Dees MK, Vernooij-Dassen MJ, Dekkers WJ, Vissers KC, Van Weel C (2011) ›Unbearable suffering‹: a qualitative study on the perspectives of patients who request assistance in dying. Journal of medical ethics 37(12): 727–734.

DeForest A (2019) Better Words for Better Deaths. N Engl J Med 380(3): 211–213.

Den Hartogh G (2016) Two kinds of suicide. Bioethics 30(9): 672–680.

Deutsche Gesellschaft für Palliativmedizin e. V. (DGP) (2020) Pressemitteilung vom 25.02.2020. Schwerstkranke mit einem Sterbewunsch müssen sich bis zum letzten Moment auf eine palliativmedizinische Begleitung verlassen können. DGP hofft auf Klarstellung zum rechtlichen Spielraum für Ärztinnen und Ärzte in der Begleitung lebenslimitierend erkrankter Patienten mit einem Sterbewunsch. (https://www.dgpalliativmedizin.de/phocadownload/200225%20DGP%20hofft%20auf%20Klarstellung%20zum%20rechtlichen%20Spielraum.pdf, Zugriff am 31.03.2022).

Deutsche Gesellschaft für Palliativmedizin e. V. (DGP) (2021) Eckpunkte der Deutschen Gesellschaft für Palliativmedizin zu einer möglichen Neuregulierung der Suizidassistenz und Stärkung der Suizidprävention (https://www.

dgpalliativmedizin.de/images/210224_DBP_Eckpunkte_Suizidassistenz_Suizi dpr%C3%A4vention.pdf, Zugriff am 31.03.2022).
Deutsche Gesellschaft für Palliativmedizin e. V. (DGP) (2021b) Empfehlungen der Deutschen Gesellschaft für Palliativmedizin zum Umgang mit dem Wunsch nach Suizidassistenz in der Hospizarbeit und Palliativversorgung. (https://www.dgpalliativmedizin.de/images/220318_Broschuere_Suizidassis tenz_100dpi.pdf [Zugriff am 31.07.2022].
Deutsche Gesellschaft für Palliativmedizin e. V. (DGP) (2022) Zur Begleitung beim freiwilligen Verzicht auf Essen und Trinken (FVET). Handreichung der Sektion Ernährung der Deutschen Gesellschaft für Palliativmedizin. (https://www.dgpalliativmedizin.de/images/220315_DGP_Broschuere_FVET. pdf, Zugriff am 31.03.2022).
Deutsche Gesellschaft für Psychiatrie und Psychotherapie, Psychosomatik und Nervenheilkunde (DGPPN) (2014) Achtung der Selbstbestimmung und Anwendung von Zwang bei der Behandlung psychisch er-krankter Menschen. Eine ethische Stellungnahme der DGPPN. Der Nervenarzt 85: 1419–1431.
Deutsche Gesellschaft für Psychiatrie und Psychotherapie, Psychosomatik und Nervenheilkunde (DGPPN) (2020) Pressemitteilung vom 27.02.2020. Hilfe zum Leben statt Hilfe zum Sterben. (https://www.dgppn.de/presse/pressemittei lungen/pressemitteilungen-2020/suizidbeihilfe.html, Zugriff am 31.03.2022).
Deutscher Ethikrat (2014) Zur Regelung der Suizidbeihilfe in einer offenen Gesellschaft: Deutscher Ethikrat empfiehlt gesetzliche Stärkung der Suizidprävention. (https://www.ethikrat.org/fileadmin/Publikationen/Ad-hoc-Empf ehlungen/deutsch/empfehlung-suizidbeihilfe.pdf, Zugriff am 17.11.2022)
Deutscher Ethikrat (2017) Suizidprävention statt Suizidunterstützung. Erinnerung an eine Forderung des Deutschen Ethikrates anlässlich einer Entscheidung des Bundesverwaltungsgerichts (https://www.ethikrat.org/file admin/Publikationen/Ad-hoc-Empfehlungen/deutsch/empfehlung-suizid praevention-statt-suizidunterstuetzung.pdf, Zugriff am 16.10.2022).
Deutscher Ethikrat (2022) Suizid – Verantwortung, Prävention und Freiverantwortlichkeit. (https://www.ethikrat.org/fileadmin/Publikationen/Stellungn ahmen/deutsch/stellungnahme-suizid.pdf, Zugriff am 16.10.2022).
Deutsche Gesellschaft für Psychiatrie und Psychotherapie, Psychosomatik und Nervenheilkunde (DGPPN), Bundesärztekammer (BÄK), Kassenärztliche Bundesvereinigung (KBV), Arbeitsgemeinschaft der Wissenschaftlichen Medizinischen Fachgesellschaften (AWMF) (Hrsg.) (2017) Nationale Versorgungsleitlinie Unipolare Depression. 2. Auflage. Berlin, Heidelberg: Springer.
Deutscher Hospiz- und Palliativ-Verband (DHPV) (2021) Dialogpapier »Hospizliche Haltung in Grenzsituationen« (https://www.dhpv.de/news/dialogpap ier_hospizliche-haltunggrenzsituationen.html, Zugriff am 31.03.2022).

Dierickx S, Cohen J (2019) Medical assistance in dying: research directions. BMJ Support Palliat Care 9(4): 370–372.

Dürst AV, Spencer B, Büla C, Fustinoni S, Mazzocato C, Rochat E, Rubli Truchard E, Monod S, Jox RJ (2020) Wish to Die in Older Patients: Development and Validation of Two Assessment Instruments. Journal of the American Geriatrics Society 68(6): 1202–1209.

Duttge G (2006) Rechtliche Typenbildung: Aktive und passive, direkte und indirekte Sterbehilfe. Selbstbestimmung am Lebensende. Göttingen: Universitätsverlag.

Duttge G (2017) Zur Reichweite von Lebensschutz und Selbstbestimmung im geltenden Sterbehilferecht. In Bormann F-J (Hrsg) Lebensbeendende Handlungen: Ethik, Medizin und Recht. Zur Grenze von ›Töten‹ und ›Sterbenlassen‹. Berlin: De Gruyter, S. 569–594.

Duttge G (2018) Leidlinderung oder verbotene Tötung. In: Kluge S, Markewitz A, Schwab S, Putensen C, Quintel M, W SG (Hrsg.) DIVI-Jahrbuch 2017/2018. Berlin: Medizinisch Wissenschaftliche Verlagsgesellschaft, S. 3–13.

Duttge G (2020) Anmerkung zu BVerfG, Urteil v. 26.2.2020 – 2 BvR 2347/15 u. a. MedR 38: 570–572.

Duttge G (2021) Autonomieschutz durch strafrechtliche Autonomiebegrenzung? Zur Relevanz des Strafrechts im Kontext des (assistierten) Suizids. In: Uhle A, Wolf J (Hrsg.) Entgrenzte Autonomie? Die assistierte Selbsttötung nach der bundesverfassungsgerichtlichen Entscheidung vom 26. Februar 2020. Münster: Aschdorff Verlag, S. 90–122.

Duttge G, Pfeifer N (2021) Anmerkung zu BGH, Beschl. v. 26.5. 2020-2 StR 434/19 (LG Darmstadt). Medizinrecht 39(8): 730–733.

Echterhoff G, Higgins ET, Levine JM (2009) Shared Reality: Experiencing Commonality with others' Inner States about the World. Perspectives on Psychological Science 4(5): 496–521.

Edwards SJ, Sachmann MD (2010) No-suicide contracts, no-suicide agreements, and no-suicide assurances: a study of their nature, utilization, perceived effectiveness, and potential to cause harm. Crisis 31(6): 290–302.

Ek K, Ternestedt BM (2008) Living with chronic obstructive pulmonary disease at the end of life: a phenomenological study. Journal of advanced nursing 62(4): 470–478.

Emanuel EJ, Fairclough DL, Emanuel LL (2000) Attitudes and Desires Related to Euthanasia and Physician-Assisted Suicide Among terminally Ill Patients and Their Caregivers. JAMA 284(19): 2460–2468.

Emanuel EJ, Onwuteaka-Philipsen B, Urwin J, Cohen J (2016) Attitudes and Practices of Euthanasia and Physician-Assisted Suicide in the United States, Canada, and Europe. JAMA 316(1): 79–90.

Erdmann A, Spoden C, Hirschberg I, Neitzke G (2021) The wish to die and hastening death in amyotrophic lateral sclerosis: A scoping review. BMJ Supportive & Palliative Care 11(3): 271-287.

Erlemeier N, Sperling U (2014) Suizidalität im Alter: die gerontologische Perspektive. Suizidgefährdung und Suizidprävention bei älteren Menschen. Berlin, Heidelberg: Springer, S. 3-19.

Euthanasiekommission der Niederlande (2020) https://english.euthanasiecommissie.nl/the-committees/documents/publications/annual-reports/2002/annual-reports/annual-reports, Zugriff am 31.03.2022.

Faes K, Cohen J, Annemans L (2018) Resource use during the last six months of life among COPD patients: a population-level study. Journal of Pain and Symptom Management 56(3): 318-326. e317.

Fallowfield LJ, Jenkins VA, Beveridge HA (2002) Truth may hurt but deceit hurts more: communication in palliative care. Palliative Medicine 16(4): 297-303.

Fallowfield L, Jenkins V (2004) Communicating sad, bad, and difficult news in medicine. The Lancet 363(9405): 312-319.

Fang F, Valdimarsdóttir U, Fürst CJ, Hultman C, Fall K, Sparén P, Ye W (2008) Suicide among patients with amyotrophic lateral sclerosis. Brain 131(10): 2729-2733.

Fassberg MM, Ostling S, Borjesson-Hanson A, Skoog I, Waern M (2013) Suicidal feelings in the twilight of life: a cross-sectional population-based study of 97-year-olds. BMJ Open 3(2).

Faull C, Haynes CR, Oliver D (2014) Issues for palliative medicine doctors surrounding the withdrawal of non-invasive ventilation at the request of a patient with motor neurone disease: a scoping study. BMJ supportive & palliative care 4(1): 43-49.

Ferrand E, Dreyfus J-F, Chastrusse M, Ellien F, Lemaire F, Fischler M (2012) Evolution of requests to hasten death among patients managed by palliative care teams in France: A multicentre cross-sectional survey (DemandE). European Journal of Cancer 48(3): 368-376.

Fiedler G (2014) Nationales Suizidpräventionsprogramm für Deutschland Suizide in Deutschland 2013.

Fischer S, Huber CA, Furter M, Imhof L, Mahrer Imhof R, Schwarzenegger C, Ziegler SJ, Bosshard G (2009) Reasons why people in Switzerland seek assisted suicide: the view of patients and physicians. Swiss medical weekly 139 (23-24): 333-338.

Frerich G, Romotzky V, Galushko M, Hamacher S, Perrar KM, Doll A, Montag T, Golla H, Strupp J, Kremeike K, Voltz R (2020) Communication about the desire to die: Development and evaluation of a first needs-oriented training concept – a pilot study. Palliat Support Care 18(5): 528-536.

Fridriksdottir N, Sigurdardottir V, Gunnarsdottir S (2006) Important needs of families in acute and palliative care settings assessed with the family inventory of needs. Palliative Medicine 20: 425 – 432.

Fringer A, Stängle S (2020) Medizinisch-pflegerischer Auftrag bei Sterbewunsch durch freiwilligen Verzicht auf Nahrung und Flüssigkeit. In: Wittwer H, Schäfer D, Frewer A (Hrsg.) Handbuch Sterben und Tod. Geschichte – Theorie – Ethik. 2. Auflage. Stuttgart: J.B. Metzler, S. 409-412.

Frühwald T (2014) Ethische Aspekte. In: Pantel J, Schröder J, Bollheimer C, Sieber C, Kruse A (Hrsg.) Praxishandbuch Altersmedizin: Geriatrie-Gerontopsychiatrie-Gerontologie. Stuttgart: Kohlhammer, S. 739.

Frühwald T, Pinter G (2021) Stellungnahme der Österreichischen Gesellschaft für Geriatrie und Gerontologie zum assistierten Suizid bei älteren Menschen. Zeitschrift für Gerontologie und Geriatrie 54(4): 390-394.

Fye WB (1978) Active euthanasia: an historical survey of its conceptual origins and introduction into medical thought. Bulletin of the History of Medicine 52(4): 492-502.

Gabbay E, Meyer KB, Griffith JL, Richardson MM, Miskulin DC (2010) Temporal trends in health-related quality of life among hemodialysis patients in the United States. Clinical journal of the American Society of Nephrology 5(2): 261-267.

Gale L, Channon S, Larner M, James D (2016) Experiences of using pro-eating disorder websites: a qualitative study with service users in NHS eating disorder services. Eating and Weight Disorders-Studies on Anorexia, Bulimia and Obesity 21(3): 427-434.

Galushko M, Voltz R (2012) Todeswünsche und ihre Bedeutung in der palliativmedizinischen Versorgung. In: Bormann F-J, Borasio GD (Hrsg.) Sterben. Dimensionen eines anthropologischen Phänomens. Berlin: de Gruyter, S. 200-210.

Galushko M, Strupp J, Walisko-Waniek J, Hahn M, Löffert S, Ernstmann N, Pfaff H, Radbruch L, Nauck F, Ostgathe C (2015) Validation of the German version of the Schedule of Attitudes Toward Hastened Death (SAHD-D) with patients in palliative care. Palliative and Supportive Care 13(03): 713-723.

Galushko M, Frerich G, Perrar KM, Golla H, Radbruch L, Nauck F, Ostgathe C, Voltz R (2016) Desire for Hastened Death: How Do Professionals in Specialized Palliative Care React? Psycho-Oncology 25(5): 536-543.

Ganzini L, Johnston WS, Hoffman WF (1999) Correlates of suffering in amyotrophic lateral sclerosis. Neurology 52(7): 1434-1434.

Ganzini L, Harvath TA, Jackson A, Goy ER, Miller LL, Delorit MA (2002) Experiences of Oregon Nurses and Social Workers with Hospice Patients Who Requested Assistance with Suicide. New England Journal of Medicine 347 (8): 582–588.

Ganzini L, Dobscha SK, Heintz RT, Press N (2003) Oregon physicians' perceptions of patients who request assisted suicide and their families. Journal of palliative medicine 6(3): 381–390.

Ganzini L, Goy ER, Dobscha SK (2008) Prevalence of depression and anxiety in patients requesting physicians' aid in dying: cross sectional survey. BMJ 337.

Gather J, Vollmann J (2015) Suizidprävention und ärztlich assistierte Selbsttötung. Nervenheilkunde: 430–435.

Gather J, Scholten M (2022) Ethisches Spannungsfeld – Patientenselbstbestimmung und professionelle Fürsorge. In: Riedel A, Lehmeyer S (Hrsg.) Ethik im Gesundheitswesen. Springer Reference Pflege – Therapie – Gesundheit. Berlin, Heidelberg: Springer. https://doi.org/10.1007/978-3-662-58685-3_48-2

Gauthier S, Mausbach J, Reisch T, Bartsch C (2015) Suicide tourism: a pilot study on the Swiss phenomenon. J Med Ethics 41(8): 611–617.

Gavela K (2013) Ärztlich assistierter Suizid und organisierte Sterbehilfe. Berlin, Heidelberg: Springer.

Georges JJ, The AM, Onwuteaka-Philipsen BD, van der Wal G (2008) Dealing with requests for euthanasia: a qualitative study investigating the experience of general practitioners. J Med Ethics 34(3): 150–155.

Gerisch B, Fiedler G, Gans I, Götze P, Lindner R, Richter M (2000) »Ich sehe dieses Elendes kein Ende als das Grab«: Zur psychoanalytischen Konzeption von Suizidalität und der Behandlung Suizidgefährdeter. In: Kimmerle G (Hrsg.) Zeichen des Todes in der psychoanalytischen Erfahrung. Tübingen: Edition Diskord: 9–64.

Gerlinger G, Deister A, Heinz A, Koller M, Müller S, Steinert T, Pollmächer T (2019) Nach der Reform ist vor der Reform. Der Nervenarzt 90(1): 45–57.

Giacomini M, DeJean D, Simeonov D, Smith A (2012) Experiences of living and dying with COPD: a systematic review and synthesis of the qualitative empirical literature. Ontario health technology assessment series 12(13): 1.

Golla H, Mammeas S, Galushko M, Pfaff H, Voltz R (2015) Unmet needs of caregivers of severely affected multiple sclerosis patients: A qualitative study. Palliative and Supportive Care 13(6): 1685–1693.

Gore JM, Brophy CJ, Greenstone MA (2000) How well do we care for patients with end stage chronic obstructive pulmonary disease (COPD)? A comparison of palliative care and quality of life in COPD and lung cancer. Thorax 55(12): 1000–1006.

Greenberg J, Arndt J (2011) Terror management theory. In: Van Lange P, Kruglanski AW, Higgins ET (Hrsg.) Handbook of Theories of Social Psychology: Collection: Volumes 1 & 2. London, England: SAGE Publications, S. 399–415.

Grubbs V, Tuot DS, Powe NR, O'Donoghue D, Chesla CA (2017) System-level barriers and facilitators for foregoing or withdrawing dialysis: a qualitative study of nephrologists in the United States and England. American Journal of Kidney Diseases 70(5): 602–610.

Gruber S (2019) Suizidalität bei älteren Menschen im geriatrischen Kontext. Eine empirische Untersuchung. Master-Arbeit, Institut für Psychologie, Universität Kassel, unveröff Manuskript.

Gudat H, Rehmann-Sutter C, Ohnsorge K (2015) Communication of wishes to die. In: Rehmann-Sutter C, Gudat H, Ohnsorge K (Hrsg.) The Patient's Wish to Die: Research, Ethics, And Palliative Care. Oxford: Oxford University Press, S. 203–216.

Guerrero-Torrelles M, Monforte-Royo C, Tomás-Sábado J, Marimon F, Porta-Sales J, Balaguer A (2017) Meaning in life as a mediator between physical impairment and the wish to hasten death in patients with advanced cancer. J Pain Symptom Manage 54(6): 826–834.

Gysels M, Richardson A, Higginson IJ (2004) Communication training for health professionals who care for patients with cancer: a systematic review of effectiveness. Supportive Care in Cancer 12(10): 692–700.

Gysels M, Higginson IJ (2008) Access to services for patients with chronic obstructive pulmonary disease: the invisibility of breathlessness. Journal of pain and symptom management 36(5): 451–460.

Ha JF, Longnecker, N (2010) Doctor-Patient Communication: A Review. The Ochsner Journal 10(1): 38–43.

Habermas J (1971) Vorbereitende Bemerkungen zu einer Theorie der kommunikativen Kompetenz. In: Habermas J, Luhmann N (Hrsg.) Theorie der Gesellschaft oder Sozialtechnologie. Frankfurt a. M.: Suhrkamp, S. 101–141.

Hales S, Lo C, Rodin G (2015) Managing Cancer and Living Meaningfully (CALM) Therapy. Chapter 62 S. 487–491.

Hall S, Legault A, Côté J (2010) Dying means suffocating: perceptions of people living with severe COPD facing the end of life. International Journal of Palliative Nursing 16(9): 451–457.

Hall S, Goddard C, Opio D, Speck PW, Martin P, Higginson IJ (2011) A novel approach to enhancing hope in patients with advanced cancer: a randomised phase II trial of dignity therapy. BMJ Support Palliat Care 1(3): 315–321.

Harding R, Simms V, Calanzani N, Higginson IJ, Hall S, Gysels M, Meñaca A, Bausewein C, Deliens L, Ferreira P, Toscani F, Daveson BA, Ceulemans L, Gomes B, PRISMA obo (2013) If you had less than a year to live, would you want to know? A seven-country European population survey of public preferences for disclosure of poor prognosis. Psycho-Oncology 22(10): 2298–2305.

Hart J, Shaver P, Goldenberg J (2005) Attachment, self-esteem, worldviews, and terror management: evidence for a tripartite security system. J Pers Soc Psychol 88: 999–1013.

Härter M, Bermejo I, Niebling W (2007) Praxismanual Depression – Diagnostik und Therapie erfolgreich umsetzen. Köln: Deutscher Ärzteverlag.

Hartog ID, Zomers ML, van Thiel GJ, Leget C, Sachs AP, Uiterwaal CS, van den Berg V, van Wijngaarden E (2020) Prevalence and characteristics of older adults with a persistent death wish without severe illness: a large cross-sectional survey. BMC geriatrics 20(1): 1–14.

Hauck P (2012) Rechtfertigende Einwilligung und Tötungsverbot. Goltdammer's Archiv für Strafrecht 159(4): 202–219.

Haverkate I, Onwuteaka-Philipsen BD, van Der Heide A, Kostense PJ, van der Wal G, van Der Maas PJ (2000) Refused and granted requests for euthanasia and assisted suicide in the Netherlands: interview study with structured questionnaire. BMJ 321(7265): 865–866.

Hawton K, van Heeringen K (2009) Suicide. Lancet 373: 1372–1381.

Henking T, Mittag M (2015) Rechtliche Rahmenbedingungen. Zwangsbehandlung psychisch kranker Menschen. In: Henking T, Vollmann J Zwangsbehandlung psychisch kranker Menschen: Ein Leitfaden für die Praxis. Berlin, Heidelberg: Springer, S. 29–90.

Henoch I, Danielson E, Strang S, Browall M, Melin-Johansson C (2013) Training intervention for health care staff in the provision of existential support to patients with cancer: a randomized, controlled study. Journal of pain and symptom management 46(6): 785–794.

Henriksson MM, Isometsä ET, Hietanen PS, Aro HM, Lönnqvist JK (1995) Mental disorders in cancer suicides. Journal of Affective Disorders 36(1–2): 11–20.

Hoff P (2021) Kommentar zum Fall: »Unter welchen Umständen darf man psychiatrische Patient*innen zum Leben zwingen?« Ethik in der Medizin 33 (1): 121–123.

Hohendorf G, Bruns F (2015) Organisierte Suizidbeihilfe und ärztlich assistierter Suizid. Nervenheilkunde 34: 436–440.

Hojat M, Axelrod D, Spandorfer J, Mangione S (2013) Enhancing and sustaining empathy in medical students. Medical teacher 35(12): 996–1001.

Hudson PL, Aranda S, Kristjanson LJ (2004) Meeting the supportive needs of family caregivers in palliative care: challenges for health professionals. Journal of Palliative Medicine 7(1): 19-25.

Hudson PL, Kristjanson LJ, Ashby M, Kelly B, Schofield P, Hudson R, Aranda S, O'Connor M, Street A (2006) Desire for hastened death in patients with advanced disease and the evidence base of clinical guidelines: a systematic review. Palliat Med 20(7): 693-701.

Hudson PL, Schofield P, Kelly B, Hudson R, O'Connor M, Kristjanson LJ, Ashby M, Aranda S (2006) Responding to desire to die statements from patients with advanced disease: recommendations for health professionals. Palliative Medicine 20(7): 703-710.

Hufeland CWv (1806) Die Verhaltnisse des Arztes. Neues Journal der practischen Arzneikunde und Wundarzneiwissenschaft 23: 5-36.

Hussain JA, Flemming K, Murtagh FE, Johnson MJ (2015) Patient and health care professional decision-making to commence and withdraw from renal dialysis: a systematic review of qualitative research. Clinical Journal of the American Society of Nephrology 10(7): 1201-1215.

Huttmann SE, Magnet FS, Karagiannidis C, Storre JH, Windisch W (2018) Quality of life and life satisfaction are severely impaired in patients with long-term invasive ventilation following ICU treatment and unsuccessful weaning. Annals of intensive care 8(1): 1-9.

Jansky M, Jaspers B, Radbruch L, Nauck F (2017) Einstellungen zu und Erfahrungen mit ärztlich assistiertem Suizid. Bundesgesundheitsblatt - Gesundheitsforschung - Gesundheitsschutz 60(1): 89-98.

Johansen S, Holen JC, Kaasa S, Loge JH, Materstvedt LJ (2005) Attitudes towards, and wishes for, euthanasia in advanced cancer patients at a palliative medicine unit. Palliat Med 19(6): 454-460.

Jonas H (1984) Das Prinzip Verantwortung: Versuch einer Ethik für die technologische Zivilisation, Frankfurt/Main: Suhrkamp; extended English edition The Imperative of Responsibility: in Search of An Ethics for the Technological Age, Chicago/London: University of Chicago Press.

Jones JM, Huggins MA, Rydall AC, Rodin GM (2003) Symptomatic distress, hopelessness, and the desire for hastened death in hospitalized cancer patients. Journal of Psychosomatic Research 55(5): 411-418.

Jox RT (2017) Perspektiven deutscher Patienten und Bürger auf den assistierten Suizid. In: Borasio GD, Jox RJ, Taupitz J, Wiesing U. Assistierter Suizid: Der Stand der Wissenschaft. Berlin, Heidelberg: Springer, S. 51-60.

Juliet J, Keri B, A. GJ, Michelle J, Leah R, D. NR, A. JV (2018) When a Patient Is Reluctant To Talk About It: A Dual Framework To Focus on Living Well

and Tolerate the Possibility of Dying. Journal of Palliative Medicine 21(3): 322–327.
Kaceniene A, Krilaviciute A, Kazlauskiene J, Bulotiene G, Smailyte G (2017) Increasing suicide risk among cancer patients in Lithuania from 1993 to 2012: a cancer registry-based study. Eur J Cancer Prev 26: S197–S203.
Kaiser G (1983) Der tanzende Tod: mittelalterliche Totentänze. Insel Verlag.
Karagiannidis C, Strassmann S, Callegari J, Kochanek M, Janssens U, Windisch W (2019) Epidemiologische Entwicklung der außerklinischen Beatmung: Eine rasant zunehmende Herausforderung für die ambulante und stationäre Patientenversorgung. Pneumologie 73(11): 670–676.
Kaufmann P, Trachsel M, Walther C (2020) Sterbefasten: Fallbeispiele zur Diskussion über den Freiwilligen Verzicht auf Nahrung und Flüssigkeit. Stuttgart: Kohlhammer.
Kelly B, McClement S, Chochinov H (2006) Measurement of psychological distress in palliative care. Palliat Med 20(8): 779–789.
Khan L, Wong R, Li M, Zimmermann C, Lo C, Gagliese L, Rodin G (2010) Maintaining the will to live of patients with advanced cancer. Cancer J 16(5): 524–531.
Kienzerle RA (2021) Paternalismus im Strafrecht der Sterbehilfe. Baden-Baden: Nomos Verlagsgesellschaft.
Kim YA, Bogner HR, Brown GK, Gallo JJ (2006) Chronic medical conditions and wishes to die among older primary care patients. The International Journal of Psychiatry in Medicine 36(2): 183–198.
Kimura Y, Hosoya M, Toju K, Shimizu C, Morita T (2020) Barriers to end-of-life discussion with advanced cancer patient as perceived by oncologists, certified/specialized nurses in cancer nursing and medical social workers. Japanese Journal of Clinical Oncology 50(12): 1426–1433.
Kious BM, Battin M (2019) Physician aid-in-dying and suicide prevention in psychiatry: A moral crisis? The American Journal of Bioethics 19(10): 29–39.
Kishi Y, Robinson RG, Kosier JT (1996) Suicidal plans in patients with stroke: comparison between acute-onset and delayed-onset suicidal plans. International Psychogeriatrics 8(4): 623–634.
Kissane DW, Clarke DM, Street AF (2001) Demoralization syndrome – a relevant psychiatric diagnosis for palliative care. J Palliat Care 17(1):12–21.
Kliem S, Lohmann A, Mößle T, Brähler E (2017) German Beck Scale for Suicide Ideation (BSS): psychometric properties from a representative population survey. BMC psychiatry 17(1): 1–8.
Köpke S, Giordano A, Veronese S, Christin Rahn A, Kleiter I, Basedow-Rajwich B, Fornari A, Battaglia MA, Drulovic J, Kooij L, Koops J, Mens J, Meza Muril-

lo ER, Milanov I, Milo R, Patti F, Pekmezovic T, Sastre-Garriga J, Vosburgh J, Voltz R, Bay J, Oliver DJ, Solari A (2019) Patient and caregiver involvement in the formulation of guideline questions: findings from the European Academy of Neurology guideline on palliative care of people with severe multiple sclerosis. Eur J Neurol 26(1): 41–50.

Kostić VS, Pekmezović T, Tomić A, Ječmenica-Lukić M, Stojković T, Špica V, Svetel M, Stefanova E, Petrović I, Džoljić E (2010) Suicide and suicidal ideation in Parkinson's disease. Journal of the neurological sciences 289(1–2): 40–43.

Krause S, Rydall A, Hales S, Rodin G, Lo C (2015) Initial Validation of the Death and Dying Distress Scale for the Assessment of Death Anxiety in Patients With Advanced Cancer. Journal of Pain and Symptom Management 49(1): 126–134.

Kremeike K, Galushko M, Frerich G, Romotzky V, Hamacher S, Rodin G, Pfaff H, Voltz R (2018) The DEsire to DIe in Palliative care: Optimization of Management (DEDIPOM) – a study protocol. BMC Palliat Care 17(1): 30.

Kremeike K, Perrar KM, Lindner R, Montag T, Bostroem K, Voltz R (2019) Todeswünsche bei Palliativpatienten – Hintergründe und Handlungsempfehlungen. Zeitschrift für Palliativmedizin 20: 323–335.

Kremeike K, Frerich G, Romotzky V, Bostroem K, Dojan T, Galushko M, Shah-Hosseini K, Juenger S, Rodin G, Pfaff H, Perrar KM, Voltz R (2020) The Desire to Die in Palliative Care: A sequential mixed methods study to develop a semi-structured clinical aproach BMC Palliative Care 19(49).

Kremeike K, Dojan T, Rosendahl C, Juenger S, Romotzky V, Bostroem K, Frerich G, R. V (2021) »Withstanding ambivalence is of particular importance« – Controversies among experts on dealing with desire to die in palliative care. PLoS ONE 16(9): e0257382.

Kremeike K, Pralong A, Boström K, Bausewein C, Simon ST, Lindner R, Voltz R (2021) ›Desire to Die‹ in palliative care patients-legal framework and recommendations of the national evidence-based guideline on palliative care in Germany. Annals of Palliative Medicine 10(3): 3594–3610.

Kremeike K, Boström, K, Preiser C, Dojan T, Voltz R (2022) Desire to Die: How Does the Patients' Chorus Sound? Omega (Westport). 2022 May 20;3022282 21103393. doi: 10.1177/00302228221103393.

Kümpfel T, Hoffmann L, Pöllmann W, Rieckmann P, Zettl U, Kühnbach R, Borasio G, Voltz R (2007) Palliative care in patients with severe multiple sclerosis: two case reports and a survey among German MS neurologists. Palliative medicine 21(2): 109–114.

Landers A, Wiseman R, Pitama S, Beckert L (2015) Patient perceptions of severe COPD and transitions towards death: a qualitative study identifying milestones and developing key opportunities. NPJ primary care respiratory medicine 25(1): 1–5.

Lebek W (2002) Wie lange soll man leben? Antike Einsichten und Erfahrungen. In: Karenberg A, Leitz C (Hrsg.) Heilkunde und Hochkultur II. ›Magie und Medizin‹ und ›Der alte Mensch‹ in den antiken Zivilisationen des Mittelmeerraumes. Münster: LIT S. 257–276.

Leitlinienprogramm Onkologie (2020) Palliativmedizin für Patienten mit einer nicht-heilbaren Krebserkrankung – Langversion 2.2 – September 2020. (https://www.awmf.org/uploads/tx_szleitlinien/128-001OLk_S3_Palliativmedizin_2020-09_02.pdf, Zugriff am 31.03.2022).

Leonard P (2017) Exploring ways to manage healthcare professional-patient communication issues. Supportive care in cancer: official journal of the Multinational Association of Supportive Care in Cancer 25(Suppl 1): 7–9.

Lester D (2013) A scale to measure the desire to be dead. OMEGA – Journal of death and dying 67(3): 323–327.

Li L, Conwell Y (2010) Pain and Self-Injury Ideation in Elderly Men and Women Receiving Home Care. Journal of the American Geriatrics Society 58: 2160–2165.

Lindner R (2006) Suizidale Männer in der psychoanalytisch orientierten Psychotherapie. Eine systematische qualitative Untersuchung. Gießen: Psychosozial-Verlag.

Lindner R (2010) Psychodynamische Hypothesen zur Suizidalität bei älteren Männern. PPmP-Psychotherapie– Psychosomatik– Medizinische Psychologie 60(08): 290–297.

Lindner R (2012) Körperliche Erkrankung und Suizidalität bei hochbetagten geriatrischen Patienten: Eine explorative Studie. Suizidprophylaxe 29(1): 11–19.

Lindner R (2017) Es rechnet sich: Aufsuchende Psychotherapie. Psychother Alter 14(1): 113–114.

Lindner R (2018) Gerontopsychosomatischer Konsil-/Liaisondienst in der stationären Akutgeriatrie. Zeitschrift für Gerontologie und Geriatrie 51(4): 404–410.

Lindner R (2020) Psychoanalytisch orientierte Studien zur Suizidalität im Alter – Psychoanalytically oriented studies on suicidality in old age. Forum der Psychoanalyse.

Lindner R, Foerster R, von Renteln-Kruse W (2014) Physical distress and relationship problems: exploring the psychosocial and intrapsychic world of suicidal geriatric patients. Z Gerontol Geriatr 47(6): 502–507.

Lindner R, Sandner M (2015) Psychotherapie auf der Couch des Patienten. PPmP-Psychotherapie– Psychosomatik– Medizinische Psychologie 65(06): 204–212.

Lindner R, Schneider B (2016) Psychotherapie der Suizidalität. Der Nervenarzt 87(5): 488–495.

Liu Z, Slepian ML (2018) Secrecy: Unshared Realities. Curr Opin Psychol 23: 124–128.

Lo C, Zimmermann C, Rydall A, Walsh A, Jones J, Moore M, Shepherd F, Gagliese L, Rodin G (2010) Longitudinal Study of Depressive Symptoms in Patients With Metastatic Gastrointestinal and Lung Cancer. Journal of clinical oncology : official journal of the American Society of Clinical Oncology 28: 3084–3089.

Lo C, Hales S, Zimmermann C, Gagliese L, Rydall A, Rodin GM (2011) Measuring death-related anxiety in advanced cancer: preliminary psychometrics of the Death and Dying Distress Scale. Journal of Pediatric Hematology/Oncology 33: 140–145.

Lo C, Hales S, Jung J, Chiu A, Panday T, Rydall A, Nissim R, Malfitano C, Petricone-Westwood D, Zimmermann C, Rodin G (2014) Managing Cancer And Living Meaningfully (CALM): phase 2 trial of a brief individual psychotherapy for patients with advanced cancer. Palliat Med 28(3): 234–242.

Lo C, Hales S, Rydall A, Panday T, Chiu A, Malfitano C, Jung J, Li M, Nissim R, Zimmermann C, Rodin G (2015) Managing Cancer And Living Meaningfully: study protocol for a randomized controlled trial. Trials 16: 391.

Lo C, Hales S, Chiu A, Panday T, Malfitano C, Jung J, Rydall A, Li M, Nissim R, Zimmermann C, Rodin G (2019) Managing Cancer And Living Meaningfully (CALM): randomised feasibility trial in patients with advanced cancer. BMJ Supportive & Palliative Care 9(2): 209–218.

Lulé D, Ehlich B, Lang D, Sorg S, Heimrath J, Kübler A, Birbaumer N, Ludolph AC (2013) Quality of life in fatal disease: the flawed judgement of the social environment. Journal of neurology 260(11): 2836–2843.

Lulé D, Nonnenmacher S, Sorg S, Heimrath J, Hautzinger M, Meyer T, Kübler A, Birbaumer N, Ludolph AC (2014) Live and let die: existential decision processes in a fatal disease. Journal of neurology 261(3): 518–525.

Lunney JR, Lynn J, Foley DJ, Lipson S, Guralnik JM (2003) Patterns of functional decline at the end of life. JAMA 289(18): 2387–2392.

Macmillan Cancer Support (2017) No regrets: How talking more openly about death could help people die well. London: Macmillan.

Maessen M, Veldink JH, Onwuteaka-Philipsen B, De Vries J, Wokke J, Van Der Wal G, Van den Berg L (2009) Trends and determinants of end-of-life practices in ALS in the Netherlands. Neurology 73(12): 954–961.

Maessen M, Veldink JH, van den Berg LH, Schouten HJ, van der Wal G, Onwuteaka-Philipsen BD (2010) Requests for euthanasia: origin of suffering in

ALS, heart failure, and cancer patients. Journal of neurology 257(7): 1192–1198.

Maessen M, Veldink JH, Onwuteaka-Philipsen BD, Hendricks HT, Schelhaas HJ, Grupstra HF, van der Wal G, van den Berg LH (2014) Euthanasia and physician-assisted suicide in amyotrophic lateral sclerosis: a prospective study. Journal of neurology 261(10): 1894–1901.

Maguire PP, Pitceathly C (2002) Key communication skills and how to acquire them. British medical journal 325(7366): 697–700.

Mandel EI, Bernacki RE, Block SD (2017) Serious illness conversations in ESRD. Clinical Journal of the American Society of Nephrology 12(5): 854–863.

Mann T (1909) Buddenbrooks. Verfall einer Familie. Berlin: S. Fischer.

Manouchehrinia A, Tanasescu R, Tench CR, Constantinescu CS (2016) Mortality in multiple sclerosis: meta-analysis of standardised mortality ratios. Journal of Neurology, Neurosurgery & Psychiatry 87(3): 324–331.

Marrie RA, Salter A, Tyry T, Cutter GR, Cofield S, Fox RJ (2017) High hypothetical interest in physician-assisted death in multiple sclerosis. Neurology 88(16): 1528–1534.

May CR, Cummings A, Myall M, Harvey J, Pope C, Griffiths P, Roderick P, Arber M, Boehmer K, Mair FS (2016) Experiences of long-term life-limiting conditions among patients and carers: what can we learn from a meta-review of systematic reviews of qualitative studies of chronic heart failure, chronic obstructive pulmonary disease and chronic kidney disease? BMJ open 6(10): e011694.

McGlade KJ, Slaney L, Bunting BP, Gallagher AG (2000) Voluntary euthanasia in Northern Ireland: general practitioners' beliefs, experiences, and actions. British Journal of General Practice 50(459): 794–797.

McMillan J, Walker S, Hope T (2014) Valuing hope. Monash bioethics review 32(1): 33–42.

Medeiros de Oliveira S, Sousa LVD, do Socorro Vieira Gadelha M, Barbosa do Nascimento V (2019) Prevention Actions of Burnout Syndrome in Nurses: An Integrating Literature Review. Clin Pract Epidemiol Ment Health 15: 64–73.

Metselaar S, Widdershoven G (2019) Dealing With the Tension Between the Patient's Wish to Die and Professional Attitudes Toward a ›Good Death‹. American Journal of Bioethics 19(2): 44–45.

Meyer H (2000) Evolutionäre Erkenntnistheorie. Hildesheim: G. Olms.

Meyer H, Sinnott C, Seed P (2003) Depressive symptoms in advanced cancer. Part 2. Depression over time; the role of the palliative care professional. Palliative medicine 17: 604–607.

Minois G (1996) Geschichte des Selbstmords. Düsseldorf: Artemis & Winkler.

Möller HJ (2020) The ongoing discussion on termination of life on request. A review from a German/European perspective. Int J Psychiatry Clin Pract: 1-17.

Monforte-Royo C, Villavicencio-Chávez C, Tomás-Sábado J, Balaguer A (2011) The wish to hasten death: a review of clinical studies. Psycho-Oncology 20 (8): 795-804.

Monforte-Royo C, Villavicencio-Chavez C, Tomas-Sabado J, Mahtani-Chugani V, Balaguer A (2012) What lies behind the wish to hasten death? A systematic review and meta-ethnography from the perspective of patients. PLoS One 7(5): e37117.

Moog FP, Schäfer D (2006) Die Demenzkasuistiken in der Gerontologia (1705) des Theodosius Schöpffer. Ein Vergleich mit überlieferten Darstellungen aus Literatur und Medizin. Neulateinisches Jahrbuch 8: 201-226.

Morus T, Ed. (1995) Thomas More, Utopia. Latin text and English translation. Cambridge: Cambridge University Press.

Mroz S, Dierickx S, Deliens L, Cohen J, Chambaere K (2021) Assisted dying around the world: a status quaestionis. Ann Palliat Med 10(3): 3540-3553.

Müller-Pein H (2019) Nationales Suizidprogramm für Deutschland. Suizide in Deutschland 2017. (https://www.naspro.de/dl/Suizidzahlen2017.pdf, Zugriff am 31.03.2022).

Murtagh FE, Addington-Hall J, Higginson IJ (2007) The prevalence of symptoms in end-stage renal disease: a systematic review. Advances in chronic kidney disease 14(1): 82-99.

Mystakidou K, Rosenfeld B, Parpa E, Tsilika E, Katsouda E, Galanos A, Vlahos L (2004) The schedule of attitudes toward hastened death: validation analysis in terminally ill cancer patients. Palliative & supportive care 2(4): 395-402.

Mystakidou K, Parpa E, Tsilika E, Athanasouli P, Pathiaki M, Galanos A, Pagoropoulou A, Vlahos L (2008) Preparatory grief, psychological distress and hopelessness in advanced cancer patients. European journal of cancer care 17(2): 145-151.

Mystakidou K, Tsilika E, Parpa E, Kyriakopoulos D, Malamos N, Damigos D (2008) Personal growth and psychological distress in advanced breast cancer. The Breast 17(4): 382-386.

Nationaler Ethikrat (2006) Selbstbestimmung und Fürsorge am Lebensende. (https://www.ethikrat.org/publikationen/publikationsdetail/?tx_wwt3shop_detail%5Bproduct%5D=47&tx_wwt3shop_detail%5Baction%5D=index&tx_wwt3shop_detail%5Bcontroller%5D=Products&cHash=d1bc97704211795efbb8988f2b213f31, Zugriff am 16.10.2022).

Nationales Suizidpräventionsprogramm für Deutschland/Deutsche Gesellschaft für Suizidprävention (2014) In Würde leben, in Würde sterben. Suizidprävention und Palliativmedizin fördern. (https://www.naspro.de/dl/2014-06-Stellungnahme-Sterbehilfe-DGS-NaSPro.pdf, Zugriff am 16.10.2022).

Neel C, Lo C, Rydall A, Hales S, Rodin G (2015) Determinants of death anxiety in patients with advanced cancer. BMJ Supportive & Palliative Care 5: 373–380.

Neumann J (2021) Vier Gesetzentwürfe zur Neuregelung der Suizidhilfe – eine Bewertung. Neue Juristische Online-Zeitschrift 21: 385–390.

Nicolini ME, Kim SY, Churchill ME, Gastmans C (2020) Should euthanasia and assisted suicide for psychiatric disorders be permitted? A systematic review of reasons. Psychological Medicine 50(8): 1241–1256.

Nissim R, Gagliese L, Rodin G (2009) The desire for hastened death in individuals with advanced cancer: a longitudinal qualitative study. Soc Sci Med 69(2): 165–171.

Nissim R, Freeman E, Lo C, Zimmermann C, Gagliese L, Rydall A, Hales S, Rodin G (2012) Managing Cancer and Living Meaningfully (CALM): a qualitative study of a brief individual psychotherapy for individuals with advanced cancer. Palliat Med 26(5): 713–721.

Nissim R, Lo C, Rodin G (2015) The desire for hastened death in patients in palliative care. In: Rehmann-Sutter C, Gudat, H, Ohnsorge, K (Hrsg.) The Patient's Wish to Die: Research, Ethics, And Palliative Care. Oxford: Oxford University Press, S. 71–80.

Norouzinia R, Aghabarari M, Shiri M, Karimi M, Samami E (2015) Communication Barriers Perceived by Nurses and Patients. Global journal of health science 8(6): 65–74.

Odermatt-Bürgi R (1996) Totentänze der Innerschweiz. Todesreigen – Totentanz. Die Innerschweiz im Bannkreis barocker Todesvorstellungen. Luzern: Raeber, S. 35–75.

Oğlakcıoğlu MT (2019) Kriminalisierter Umgang mit Suizidpräparaten. Medizinrecht 37(6): 450–456.

Ohnsorge K, Keller HRG, Widdershoven GAM, Rehmann-Sutter C (2012) ›Ambivalence‹ at the end of life: How to understand patients' wishes ethically. Nursing Ethics 19(5): 629–641.

Ohnsorge K, Gudat H, Rehmann-Sutter C (2014a) Intentions in wishes to die: analysis and a typology – A report of 30 qualitative case studies of terminally ill cancer patients in palliative care. Psycho-Oncology 23(9): 1021–1026.

Ohnsorge K, Gudat H, Rehmann-Sutter C (2014b) What a wish to die can mean: reasons, meanings and functions of wishes to die, reported from 30 qualitative case studies of terminally ill cancer patients in palliative care. BMC Palliative Care 13(38).

O'Mahony S, Goulet J, Kornblith A, Abbatiello G, Clarke B, Kless-Siegel S, Breitbart W, Payne R (2005) Desire for hastened death, cancer pain and depression: report of a longitudinal observational study. J Pain Symptom Manage 29(5): 446–457.

Pachankis JE (2007) The psychological implications of concealing a stigma: A cognitive-affective-behavioral model. Psychological Bulletin 133(2): 328–345.

Pantel J, Schröder J, Bollheimer C, Sieber C, Kruse A (2014) Praxishandbuch Altersmedizin: Geriatrie-Gerontopsychiatrie-Gerontologie. Stuttgart: Kohlhammer. [2. Auflage 2021]

Pasman HRW, Willems DL, Onwuteaka-Philipsen BD (2013) What happens after a request for euthanasia is refused? Qualitative interviews with patients, relatives and physicians. Patient education and counseling 92(3): 313–318.

Perrar KM, Boström K, Kremeike K, Münch U, Lindner R, Schneider S, Voltz R, unter Mitarbeit von: Hardinghaus W, Radbruch L, Bausewein C (2021) Suizidprävention in der Hospiz- und Palliativversorgung. In: Schneider B, Lindner R, Giegling I, Müller S, Müller-Pein H, Rujescu D, Urban B, Fiedler G (Hrsg.) Suizidprävention Deutschland – aktueller Stand und Perspektiven. (https://www.naspro.de/dl/Suizidpraevention-Deutschland-2021.pdf, Zugriff am 30.06.2022).

Pessin H, Breitbart W (2015) Suicide. In: Holland JC, Breitbart WS, Jacobsen PB, Loscalzo ML, McCorkle R, Butow PN (Hrsg.) Psycho-Oncology. New York: Oxford University Press.

Peters M, Lindner R (2019) Psychodynamische Psychotherapie im Alter. Grundlagen, Störungsbilder und Behandlungsformen. Stuttgart: Kohlhammer.

Pfeifer N (2021) Perspektiven der Suizidbeihilfe in Deutschland. Kriminalpolitische Zeitschrift 6: 172–181.

Phelps K, Regen E, Oliver D, McDermott C, Faull C (2017) Withdrawal of ventilation at the patient's request in MND: a retrospective exploration of the ethical and legal issues that have arisen for doctors in the UK. BMJ supportive & palliative care 7(2): 189–196.

Pinnock H, Kendall M, Murray SA, Worth A, Levack P, Porter M, MacNee W, Sheikh A (2011) Living and dying with severe chronic obstructive pulmonary disease: multi-perspective longitudinal qualitative study. BMJ 342: d142.

Plinius, Ed. (1996) C. Plinius Secundus d.Ä.: Naturkunde. Lateinisch – deutsch. Buch XXV. Darmstadt: Wissenschaftliche Buchgesellschaft.

Pöldinger W (1968) Die Abschätzung der Suizidalität. Eine medizinisch-psychologische und medizinisch-soziologische Studie. Bern: Huber.

Pompili M, Forte A, Palermo M, Stefani H, Lamis DA, Serafini G, Amore M, Girardi P (2012) Suicide risk in multiple sclerosis: a systematic review of current literature. Journal of psychosomatic research 73(6): 411–417.

Pompili M, Venturini P, Lamis DA, Giordano G, Serafini G, Belvederi Murri M, Amore M, Girardi P (2015) Suicide in stroke survivors: epidemiology and prevention. Drugs & aging 32(1): 21–29.

Porta-Sales J, Crespo I, Monforte-Royo C, Marín M, Abenia-Chavarria S, Balaguer A. The clinical evaluation of the wish to hasten death is not upsetting for advanced cancer patients: A cross-sectional study. Palliat Med. 2019 Jun;33(6):570–577. doi: 10.1177/0269216318824526. Epub 2019 Jan 28. PMID: 30688146.

Pronk R, Willems DL, van de Vathorst S (2021) What About Us? Experiences of Relatives Regarding Physician-Assisted Death for Patients Suffering from Mental Illness: A Qualitative Study. Cult Med Psychiatry: 1–15.

Public Health Division Center for Health Statistics (2020) Oregon Death with Dignity Act, 2019 Data Summary. (https://www.oregon.gov/oha/PH/PROVIDERPARTNERRESOURCES/EVALUATIONRESEARCH/DEATHWITHDIGNITYACT/Documents/year22.pdf, Zugriff 16.10.2022).

Quill TE, Ganzini L, Truog RD, Pope TM (2018) Voluntarily Stopping Eating and Drinking Among Patients With Serious Advanced Illness-Clinical, Ethical, and Legal Aspects. JAMA Intern Med 178(1): 123–127.

Rabkin JG, Wagner GJ, Del Bene M (2000) Resilience and distress among amyotrophic lateral sclerosis patients and caregivers. Psychosomatic medicine 62(2): 271–279.

Rabkin JG, Goetz R, Factor-Litvak P, Hupf J, McElhiney M, Singleton J, Mitsumoto H, Group ACS (2015) Depression and wish to die in a multicenter cohort of ALS patients. Amyotrophic Lateral Sclerosis and Frontotemporal Degeneration 16(3–4): 265–273.

Radbruch L, Nauck F (2010) How should I know? Researching attitudes and practices around hastening death. Palliative Medicine 24(8): 751–752.

Radbruch L, Leget C, Bahr P, Muller-Busch C, Ellershaw J, de Conno F, Vanden Berghe P, Board Members of E (2016) Euthanasia and physician-assisted suicide: A white paper from the European Association for Palliative Care. Palliat Med 30(2): 104–116.

Rave T (2011) Todesverlangen bei Sterbenden – Implikationen für Palliative Care. Inauguraldissertation zur Erlangung des Grades eines Doktors der Medizin des Fachbereichs Medizin der Justus-Liebig-Universität Gießen.

Rayner L, Lee W, Price A, Monroe B, Sykes N, Hansford P, Higginson IJ, Hotopf M (2011) The clinical epidemiology of depression in palliative care and the predictive value of somatic symptoms: Cross-sectional survey with four-week follow-up. Palliative Medicine 25(3): 229–241.

Reid EA, Kovalerchik O, Jubanyik K, Brown S, Hersey D, Grant L (2019) Is palliative care cost-effective in low-income and middle-income countries? A mixed-methods systematic review. BMJ Support Palliat Care 9(2): 120–129.

Richter G (2008) Ethik-Liaisondienst und Ethikvisiten als Modell der Klinischen Ethikberatung. In: Dörries A, Neitzke G, Simon A, Vollmann J (Hrsg.) Klinische Ethikberatung. Ein Praxisbuch für Krankenhäuser und Einrichtungen der Altenpflege. 2. Auflage. Stuttgart: Kohlhammer, S. 73–84.

Riess H, Kelley JM, Bailey RW, Dunn EJ, Phillips M (2012) Empathy training for resident physicians: a randomized controlled trial of a neuroscience-informed curriculum. Journal of General Internal Medicine 27: 1280–1286.

Rizo-Baeza M, Mendiola-Infante SV, Sepehri A, Palazón-Bru A, Gil-Guillén VF, Cortés-Castell E (2018) Burnout syndrome in nurses working in palliative care units: An analysis of associated factors. Journal of Nursing Management 26(1): 19–25.

Robinson S, Kissane D, Brooker J, Hempton C, Burney S (2017) The Relationship Between Poor Quality of Life and Desire to Hasten Death: A Multiple Mediation Model Examining the Contributions of Depression, Demoralization, Loss of Control, and Low Self-worth. J Pain Syptom Manag 53: 243–249.

Rodin G, Zimmermann C, Rydall A, Jones J, Shepherd FA, Moore M, Fruh M, Donner A, Gagliese L (2007) The desire for hastened death in patients with metastatic cancer. Journal of Pain and Symptom Management 33(6): 661–675.

Rodin G, Lo C, Mikulincer M, Donner A, Gagliese L, Zimmermann C (2009) Pathways to distress: the multiple determinants of depression, hopelessness, and the desire for hastened death in metastatic cancer patients. Soc Sci Med 68(3): 562–569.

Rodin G, Lo C, Rydall A, Shnall J, Malfitano C, Chiu A, Panday T, Watt S, An E, Nissim R, Li M, Zimmermann C, Hales S (2018) Managing Cancer and Living Meaningfully (CALM): A Randomized Controlled Trial of a Psychological Intervention for Patients With Advanced Cancer. J Clin Oncol 36(23): 2422–2432.

Rodriguez-Prat A, Balaguer A, Booth A, Monforte-Royo C (2017) Understanding patients' experiences of the wish to hasten death: an updated and expanded systematic review and meta-ethnography. BMJ Open 7(9): e016659.

Rose S, Paul C, Boyes A, Kelly B, Roach D (2017) Stigma-related experiences in non-communicable respiratory diseases: a systematic review. Chronic respiratory disease 14(3): 199–216.

Rosenfeld B, Pessin H, Marziliano A, Jacobson C, Sorger B, Abbey J, Olden M, Brescia R, Breitbart W (2014) Does desire for hastened death change in terminally ill cancer patients? Social science & medicine (1982) 111: 35–40.

Rousseau M-C, Baumstarck K, Alessandrini M, Blandin V, Billette de Villemeur T, Auquier P (2015) Quality of life in patients with locked-in syndrome: Evolution over a 6-year period. Orphanet journal of rare diseases 10(1): 1–8.

Royal College of Nursing (2011) When someone asks for your assistance to die. RCN guidance on responding to a request to hasten death (https://livinganddyingwell.org.uk/wp-content/uploads/2020/02/LDW-Medicine-RCN-Guidance-Oct-11.pdf, Zugriff am 31.03.2022).

Rubenowitz E, Waern M, Wilhelmson K, Allebeck P (2001) Life events and psychosocial factors in elderly suicides–a case–control study. Psychological medicine 31(7): 1193–1202.

Ruf S (2021) Der Nichtanwendungserlass im Gesundheitsrecht. Die Öffentliche Verwaltung (DÖV) 74: 961–969.

Russ AJ, Shim JK, Kaufman SR (2005) »Is there life on dialysis?«: time and aging in a clinically sustained existence. Medical anthropology 24(4): 297–324.

Russ AJ, Shim JK, Kaufman SR (2007) The value of »life at any cost«: talk about stopping kidney dialysis. Social science & medicine 64(11): 2236–2247.

Sadovnick A, Eisen K, Ebers GC, Paty DW (1991) Cause of death in patients attending multiple sclerosis clinics. Neurology 41(8): 1193–1193.

Sallnow L, Smith R, Ahmedzai SH, Bhadelia A, Chamberlain C, Cong Y, Doble B, Dullie L, Durie R, Finkelstein EA, Guglani S, Hodson M, Husebø BS, Kellehear A, Kitzinger C, Knaul FM, Murray SA, Neuberger J, O'Mahony S, Rajagopal MR, Russell S, Sase E, Sleeman KE, Solomon S, Taylor R, Tutu van Furth M, Wyatt K (2022) Report of the Lancet Commission on the Value of Death: bringing death back into life. Lancet 399(10327): 837–884.

Sanders S, Bullock K, Broussard C (2012) Exploring professional boundaries in end-of-life care: considerations for hospice social workers and other members of the team. Journal of social work in end-of-life & palliative care 8(1): 10–28.

Santos CO, Caeiro L, Ferro JM, Figueira ML (2012) A study of suicidal thoughts in acute stroke patients. Journal of Stroke and Cerebrovascular Diseases 21(8): 749–754.

Saracino RM, Rosenfeld B, Breitbart W, Chochinov HM (2019) Psychotherapy at the End of Life. The American Journal of Bioethics 19(12): 19–28.

Schäfer D (2015) Der Tod und die Medizin: Kurze Geschichte einer Annäherung. Berlin, Heidelberg: Springer.

Schell JO, Patel UD, Steinhauser KE, Ammarell N, Tulsky JA (2012) Discussions of the kidney disease trajectory by elderly patients and nephrologists: a qualitative study. American Journal of Kidney Diseases 59(4): 495–503.

Scherer JS, Wright R, Blaum CS, Wall SP (2018) Building an outpatient kidney palliative care clinical program. Journal of Pain and Symptom Management 55(1): 108–116. e102.

Schildmann J, Dahmen B, Vollmann J (2015a) Ärztliche Handlungspraxis am Lebensende. Deutsche Medizinische Wochenschrift 140(01): e1–e6.

Schildmann J, Wünsch K, Winkler EC (2015b) Ärztlich assistierte Selbsttötung: Umfrage zur ärztlichen Versorgung von Krebspatienten: ethische Überlegungen und Stellungnahme. Gesundheitspolitische Schriftenreihe der DGHO, Band 7. (https://www.dgho.de/publikationen/schriftenreihen/aerztlich-assistierte-selbsttoetung/dgho_schriftenreihe_Bd7-2015_web.pdf, Zugriff am 16.10.2022).

Schleger HA, Reiter-Theil S (2007) »Alter«und »Kosten« – Faktoren bei Therapieentscheiden am Lebensende? Eine Analyse informeller Wissensstrukturen bei Ärzten und Pflegenden. Ethik in der Medizin 2(19): 103–119.

Schmidtke A, Sell R, Löhr C, Gajewska A, Schaller S (2009) Epidemiologie und Demographie des Alterssuizids. Suizidprophylaxe 36(1): 12–20.

Schneider B, Lindner R, Giegling I, Müller S, Müller-Pein H, Rujescu D, Urban B, Fiedler G (Hrsg.) (2021) Suizidprävention Deutschland. Aktueller Stand und Perspektiven. Kassel: Deutsche Akademie für Suizidprävention.

Schnorr T (2021) Zur Strafbarkeit von Ärzten nach dem BtMG und AMG im Rahmen der Sterbehilfe. Neue Zeitschrift für Strafrecht 41: 76–78.

Scholten M, Vollmann J (2017) Patientenselbstbestimmung und Selbstbestimmungsfähigkeit:. In: Vollmann J (Hrsg.) Ethik in der Psychiatrie. Ein Praxisbuch. Köln: Psychiatrie Verlag, S. 26–34.

Schöne-Seifert B (2009) Paternalismus. Zu seiner ethischen Rechtfertigung in Medizin und Psychiatrie. Jahrbuch für Wissenschaft und Ethik 14(1): 107–128.

Schöne-Seifert B (2020) Beim Sterben helfen – dürfen wir das? Berlin, Heidelberg: Springer.

Schönhofer B, Berndt C, Achtzehn U, Barchfeld T, Geiseler J, Heinemann F, Herth F, Kelbel C, Schucher B, Westhoff M (2008) Entwöhnung von der Beatmungstherapie. DMW – Deutsche Medizinische Wochenschrift 133(14): 700–704.

Schramme T (2017) Autonomie und Paternalismus. In: Vollmann J (Hrsg.) Ethik in der Psychiatrie: ein Praxisbuch. Köln: Psychiatrie Verlag, S. 18–25.

Schreiber H-L (2007) Strafbarkeit des assistierten Suizides. Festschrift für Günther Jakobs zum 70. Geburtstag am 26. Juli 2007. Köln: Carl Heymanns, S. 615–625.

Schweizer Nationale Ethikkommission im Bereich Humanmedizin (2005) Beihilfe zum Suizid. Stellungnahme Nr. 9. (https://www.nek-cne.admin.ch/inhalte/Themen/Stellungnahmen/suizidbeihilfe_de.pdf, Zugriff am 31.03.2022).

Seneca, Ed (1995) L. Aenneus Seneca. Philosophische Schriften. Bd. 4: An Lucilius Briefe 70–124. Darmstadt: Wissenschaftliche Buchgesellschaft.

Serfaty M, King M, Nazareth I, Moorey S, Aspden T, Tookman A, Mannix K, Gola A, Davis S, Wood J, Jones L (2019) Manualised cognitive-behavioural therapy in treating depression in advanced cancer: the CanTalk RCT. Health Technol Assess 23(19): 1–106.

Shapiro G, Mah K, de Vries F, Li M, Zimmermann C, Hales S, Rodin G (2020) A cross-sectional gender-sensitive analysis of depressive symptoms in patients with advanced cancer. Palliat Med 34(10): 1436–1446.

Shapiro GK, Rodin G (2021) CALM and the Desire for Death In: Gary Rodin, Sarah Hales (Hrsg.) Managing Cancer and Living Meaningfully: The Paradox of Advanced Disease. New York: Oxford University Press.

Shaw C, Chrysikou V, Davis S, Gessler S, Rodin G, Lanceley A (2017) Inviting end-of-life talk in initial CALM therapy sessions: A conversation analytic study. Patient Education and Counseling 100: 259–266.

Shaw C, Chrysikou V, Lanceley A, Lo C, Hales S, Rodin G (2019) Mentalization in CALM psychotherapy sessions: Helping patients engage with alternative perspectives at the end of life. Patient Education and Counseling 102: 188–197.

Sheahan L, Wein S (2010) Denial and communication. In: Kissane D, Bultz B, Butow P, Finlay I (Hrsg.) Handbook of Communication in Oncology and Palliative Care. New York: Oxford University Press.

Shim EJ, Hahm BJ (2011) Anxiety, helplessness/hopelessness and ›desire for hastened death‹ in Korean cancer patients. European journal of cancer care 20(3): 395–402.

Silva-Moraes MH, Bispo-Torres AC, Barouh JL, Lucena PH, Armani-Franceschi G, Dorea-Bandeira I, Vieira F, Miranda-Scippa Â, Quarantini LC, Lucena R, Bandeira ID (2020) Suicidal behavior in individuals with amyotrophic lateral sclerosis: A systematic review. J Affect Disord 277: 688–696.

Simon A, Neitzke G (2010) Medizinethische Aspekte der Klinischen Ethikberatung. In: Dörries A, Neitzke G, Simon A, Vollmann J (Hrsg.) Klinische Ethikberatung. Ein Praxisbuch für Krankenhäuser und Einrichtungen der Altenpflege. 2. Auflage. Stuttgart: Kohlhammer, S. 22–37.

Siouta N, van Beek K, Preston N, Hasselaar J, Hughes S, Payne S, Garralda E, Centeno C, van der Eerden M, Groot M (2016) Towards integration of palliative care in patients with chronic heart failure and chronic obstructive pulmonary disease: a systematic literature review of European guidelines and pathways. BMC palliative care 15(1): 1-12.

Smets T, Bilsen J, Cohen J, Rurup ML, Deliens L (2010) Legal Euthanasia in Belgium: Characteristics of All Reported Euthanasia Cases. Medical Care 48(2): 187-192.

Solari A, Giordano A, Sastre-Garriga J, Köpke S, Rahn AC, Kleiter I, Aleksovska K, Battaglia MA, Bay J, Copetti M (2020) EAN guideline on palliative care of people with severe, progressive multiple sclerosis. Journal of palliative medicine 23(11): 1426-1443.

Solomon S, Greenberg J, Pyszczynski T (1991) A terror management theory of social behavior: the psychological functions of self-esteem and cultural worldviews. Adv Exp Soc Psychol 24: 93-159.

Sontag S (1978) Illness as Metaphor. New York: Farrar, Straus and Giroux.

Sperling U, Thüler C, Burghardt H, Gladisch R (2009) Äußerungen eines Todesverlangens – Suizidalität in einer geriatrischen Population. Suizidprophylaxe 36: 29-35.

Spoletini I, Gianni W, Caltagirone C, Madaio R, Repetto L, Spalletta G (2011) Suicide and cancer: Where do we go from here? Critical Reviews in Oncology/Hematology 78(3): 206-219.

Stängle S, Schnepp W, Büche D, Fringer A (2020) Long-term care nurses' attitudes and the incidence of voluntary stopping of eating and drinking: A cross-sectional study. J Adv Nurs 76(2): 526-534.

Starke P (2020) Freiwilliger Verzicht auf Essen und Trinken. Zur ethischen Lagebestimmung eines ambivalenten Begriffs. Ethik in der Medizin 32: 171-187.

Statista Research Department (2021) Selbstmordrate in Deutschland nach Altersgruppen in den Jahren 2014 bis 2018. (https://de.statista.com/statistik/daten/studie/318224/umfrage/selbstmordrate-in-deutschland-nach-altersgruppe/, Zugriff am 31.03.2022).

Steck N, Junker C, Maessen M, Reisch T, Zwahlen M, Egger M, Cohort SN (2014) Suicide assisted by right-to-die associations: a population based cohort study. International Journal of Epidemiology 43(2): 614-622.

Steck N, Egger M, Zwahlen M (2016) Assisted and unassisted suicide in men and women: longitudinal study of the Swiss population. The British Journal of Psychiatry 208(5): 484-490.

Steenkamp R, Pyart R, Fraser S (2018) Survival and Cause of Death in UK Adult Patients on Renal Replacement Therapy in 2016: National and Centre-specific Analyses. Nephron 139: 117-150.

Steinbrook R (2002) Physician-assisted suicide in Oregon-an uncertain future, Mass Medical Soc. 346: 460-464.

Steinhauser KE, Christakis NA, Clipp EC, McNeilly M, Grambow S, Parker J, Tulsky JA (2001) Preparing for the end of life: preferences of patients, families, physicians, and other care providers. J Pain Symptom Manage 22 (3): 727-737.

Stiefel F, Bourquin C (2016) Communication in oncology: now we train – but how well? Annals of Oncology 27(9): 1660-1663.

Stolberg M (2009) Aktive Sterbehilfe um 1800: »Seine unbeschreiblichen Leiden gemildert und sein Ende befördert« Eine ärztliche Debatte und ihre Hintergrunde. Deutsches Ärzteblatt – Ärztliche Mitteilungen-Ausgabe A 106 (38): 1836-1838.

Stoppe G (2015) Erhalt der sozialen Teilhabe. In: Lindner R, Hummel J (Hrsg.) Psychotherapie in der Geriatrie. Stuttgart: Kohlhammer, S. 47-55.

Strupp J, Ehmann C, Galushko M, Bücken R, Perrar KM, Hamacher S, Pfaff H, Voltz R, Golla H (2016) Risk Factors for Suicidal Ideation in Patients Feeling Severely Affected by Multiple Sclerosis. Journal of Palliative Medicine 19 (5): 523-528.

Stutzki R, Schneider U, Reiter-Theil S, Weber M (2012) Attitudes toward assisted suicide and life-prolonging measures in Swiss ALS patients and their caregivers. Frontiers in psychology 3: 443.

Stutzki R, Weber M, Reiter-Theil S, Simmen U, Borasio GD, Jox RJ (2014) Attitudes towards hastened death in ALS: a prospective study of patients and family caregivers. Amyotrophic Lateral Sclerosis and Frontotemporal Degeneration 15(1-2): 68-76.

Tan A, Zimmermann C, Rodin G (2005) Interpersonal processes in palliative care: an attachment perspective on the patient-clinician relationship. Pall Med 19(2): 143-150.

Tavares N, Jarrett N, Hunt K, Wilkinson T (2017) Palliative and end-of-life care conversations in COPD: a systematic literature review. ERJ Open Research 3(2).

Teasdale TW, Engberg AW (2001) Suicide after a stroke: a population study. Journal of Epidemiology & Community Health 55(12): 863-866.

Temel JS, Greer JA, Muzikansky A, Gallagher ER, Admane S, Jackson VA, Dahlin CM, Blinderman CD, Jacobsen J, Pirl WF, Billings JA, Lynch TJ (2010) Early palliative care for patients with metastatic non-small-cell lung cancer. N Engl J Med 363(8): 733-742.

Tiernan E, Casey P, O'Boyle C, Birkbeck G, Mangan M, O'Siorain L, Kearney M (2002) Relations between desire for early death, depressive symptoms and antidepressant prescribing in terminally ill patients with cancer. Journal of the Royal Society of Medicine 95(8): 386–390.

Tissot A, Jaffre S, Gagnadoux F, Levaillant M, Corne F, Chollet S, Blanc F-X, Goupil F, Priou P, Trzepizur W (2015) Home non-invasive ventilation fails to improve quality of life in the elderly: results from a Multicenter Cohort Study. PloS one 10(10): e0141156.

Tolle SW, Tilden VP, Drach LL, Fromme EK, Perrin NA, Hedberg K (2004) Characteristics and Proportion of Dying Oregonians Who Personally Consider Physician-Assisted Suicide. The Journal of Clinical Ethics 15(2): 111–122.

Tuinman MA, Hoekstra HJ, Fleer J, Sleijfer DT, Hoekstra-Weebers JEHM (2006) Self-esteem, social support, and mental health in survivors of testicular cancer: A comparison based on relationship status. Urologic Oncology: Seminars and Original Investigations 24(4): 279–286.

Udo C, Melin-Johansson C, Henoch I, Axelsson B, Danielson E (2014) Surgical nurses' attitudes towards caring for patients dying of cancer – a pilot study of an educational intervention on existential issues. European Journal of Cancer Care 23(4): 426–440.

v. Renteln-Kruse W (2009) Medizin des Alterns und des alten Menschen. Berlin, Heidelberg: Springer.

Valente SM, Saunders JM (2000) Understanding oncology nurses' difficulties caring for suicidal people. Medicine and Law 19(4): 793–813.

van der Heide A (2013) Assisted suicide and euthanasia. Handbook of Clinical Neurology 118: 181–189.

van der Heide A, Onwuteaka-Philipsen BD, Rurup ML, Buiting HM, Van Delden JJ, Hanssen-de Wolf JE, Janssen AG, Pasman HRW, Rietjens JA, Prins CJ (2007) End-of-life practices in the Netherlands under the Euthanasia Act. New England Journal of Medicine 356(19): 1957–1965.

van der Sluis I (1979) The movement for euthanasia, 1875–1975. Janus; Revue Internationale de L'histoire des Sciences, de la Medecine, de la Pharmacie, et de la Technique 66(1–3): 131–172.

van Hooff A (2001) Thanatos und Asklepios. Wie antike Ärzte zum Tod standen. In: Schlich T, Wiesenmann C (Hrsg.) Hirntod. Zur Kulturgeschichte der Todesfeststellung. Frankfurt a. M.: Suhrkamp, S. 85–101.

Vandenberghe J (2018) Physician-assisted suicide and psychiatric illness. New England Journal of Medicine 378(10): 885–887.

Vehling S, Malfitano C, Shnall J, Watt S, Panday T, Chiu A, Rydall A, Zimmermann C, Hales S, Rodin G, Lo C (2017) A concept map of death-related anxieties in patients with advanced cancer. BMJ Supportive & Palliative Care 7(4): 427–434.

Villavicencio-Chávez C, Monforte-Royo C, Tomás-Sábado J, Maier MA, Porta-Sales J, Balaguer A (2014) Physical and psychological factors and the wish to hasten death in advanced cancer patients. Psycho-Oncology 23(10): 1125–1132.

Vogl D, Rosenfeld B, Breitbart W, Thaler H, Passik S, McDonald M, Portenoy RK (1999) Symptom prevalence, characteristics, and distress in AIDS outpatients. Journal of pain and symptom management 18(4): 253–262.

Vollmann J (2008) Patientenselbstbestimmung und Selbstbestimmungsfähigkeit: Beiträge zur klinischen Ethik. Stuttgart: Kohlhammer.

Vollmann J (2015) Aus Respekt vor der Selbstbestimmung. Frankfurter Allgemeine Zeitung vom 20.07.2015

Voltz R, Galushko M, Walisko J, Karbach U, Ernstmann N, Pfaff H, Nauck F, Radbruch L, Ostgathe C (2010) Issues of »life« and »death« for patients receiving palliative care-comments when confronted with a research tool. Supportive Care in Cancer 19(6): 771–777.

Voltz R, Galushko M, Walisko J, Pfaff H, Nauck F, Radbruch L, Ostgathe C (2010) End-of-life research on patients' attitudes in Germany: a feasibility study. Supportive Care in Cancer 18(3): 317–320.

Voltz R, Perrar KM (2015) Will Ihr Patient wirklich sterben? MMW – Fortschritte der Medizin 157(6): 60–63.

Voltz R, Boström K, Dojan T, Rosendahl C, Gehrke L, Shah-Hosseini K, Kremeike K (2022) Is trained communication about desire to die harmful for patients receiving palliative care? A cohort study. Palliat Med 36(3):489–497. doi: 10.1177/02692163211065671

von Hülsen-Esch A (2013) Armut und Alter in der Renaissance. In: Bergdolt K, Schmitt L, Tönnismann A (Hrsg.) Armut in der Renaissance. Wiesbaden: Harrassowitz, S. 15–50.

Wachterman MW, Pilver C, Smith D, Ersek M, Lipsitz SR, Keating NL (2016) Quality of end-of-life care provided to patients with different serious illnesses. JAMA internal medicine 176(8): 1095–1102.

Wang YC, Lin CC (2016) Spiritual Well-being May Reduce the Negative Impacts of Cancer Symptoms on the Quality of Life and the Desire for Hastened Death in Terminally Ill Cancer Patients. Cancer Nurs 39(4): E43–50.

Wenrich MD, Curtis JR, Shannon SE, Carline JD, Ambrozy DM, Ramsey PG (2001) Communicating with dying patients within the spectrum of medical care from terminal diagnosis to death. Archives of Internal Medicine 161(6): 868–874.

Wetmore JB, Yan H, Hu Y, Gilbertson DT, Liu J (2018) Factors associated with withdrawal from maintenance dialysis: a case-control analysis. American Journal of Kidney Diseases 71(6): 831–841.

Whitehead B, O'Brien MR, Jack BA, Mitchell D (2012) Experiences of dying, death and bereavement in motor neurone disease: a qualitative study. Palliative Medicine 26(4): 368-378.

Wiebe ER, Shaw J, Kelly M, Wright A (2020) Suicide vs medical assistance in dying (MAiD): A secondary qualitative analysis. Death Studies 44(12): 802-807.

Wilkinson S, Bailey K, Aldridge J, Roberts A (1999) A longitudinal evaluation of a communication skills programme. Palliative Medicine 13(4): 341-348.

Wilson KG, Scott JF, Graham ID, Kozak JF, Chater S, Viola RA, de Faye BJ, Weaver LA, Curran D (2000) Attitudes of terminally ill patients toward euthanasia and physician-assisted suicide. Archives of Internal Medicine 160(16): 2454-2460.

Wilson KG, Dalgleish TL, Chochinov HM, Chary S, Gagnon PR, Macmillan K, De Luca M, Shea F, Kuhl D, Fainsinger RL (2016) Mental disorders and the desire for death in patients receiving palliative care for cancer. BMJ Supportive & Palliative Care 6(2): 170-177.

Wise J (2012) Dying remains a taboo subject for patients and GPs, finds survey. BMJ : British Medical Journal 344: e3356.

Wittern-Sterzel R (1982) Grenzen der Heilkunst – eine historische Betrachtung. Gerlingen: Bleicher.

Wolfersdorf M (2008) Suizidalität. Nervenarzt 79(11): 1319-1336.

Wolfersdorf M, Etzersdorfer E (2011) Suizid und Suizidprävention. Stuttgart: Kohlhammer.

Wolfersdorf M (2012) Suizidprävention im psychiatrischen Krankenhaus. Psych Pflege 18(05): 262-267.

Wolfersdorf M (2015) Suizidbeihilfe bzw. ärztlich assistierter Suizid. Eine psychiatrische Position. Nervenheilkunde 34(06): 451-458.

World Health Organization (2004) International statistical classification of diseases and related health problems. World Health Organization.

Zaorsky NG, Zhang Y, Tuanquin L, Bluethmann S, Park H, Chinchilli V (2019) Suicide among cancer patients. Nat Commun 10(1): 207.

Zenz J, Tryba M, Zenz M (2015) Tötung auf Verlangen und assistierter Suizid. Der Schmerz 29(2): 211-216.

Zenz M, Rissing-van Saan R (2011) Grenzen der Schmerztherapie. Der Schmerz 25(4): 377-392.

# Informationen zu den Autoren und Herausgebern

**Boström, Kathleen, M.Sc.**
Zentrum für Palliativmedizin Uniklinik Köln
Kerpener Straße 62, D-50937 Köln
E-Mail: athleen.bostroem@uk-koeln.de

**Braun, Esther, Dr. med.**
Institut für Medizinische Ethik und Geschichte der Medizin
Ruhr-Universität Bochum
Malakowturm
Markstr. 258a, D-44799 Bochum
E-Mail: esther.braun@ruhr-uni-bochum.de

Zentrum für Palliativmedizin Uniklinik Köln
Kerpener Straße 62, D-50937 Köln
E-Mail: thomas.dojan@uk-koeln.de

**Duttge, Gunnar, Prof. Dr. jur.**
Institut für Kriminalwissenschaften und
Zentrum für Medizinrecht
Georg-August-Universität
Platz der Göttinger Sieben 6, D-37073 Göttingen
E-Mail: gduttge@gwdg.de

**Eisenmann, Yvonne, Dr. rer. medic.**
Medizinische Hochschule Brandenburg Theodor Fontane
Zentrum für klinische Studien (ZKS-BB)
Fehrbelliner Straße 38, D-16816 Neuruppin
E-Mail: yvonne.eisenmann@mhb-fontane.de

**Frerich, Gerrit, Dr. rer. medic**
E-Mail: gerritfrerich@gmx.de

**Galushko, Maren, Dr. rer. medic.**
Kinderpalliativteam Sternenboot
Zentrum für Kinderheilkunde und Jugendmedizin
Universitätsklinikum Düsseldorf AÖR
Moorenstr. 5, 40225 Düsseldorf
E-Mail: maren.galushko@med.uni-duesseldorf.de

**Gather, Jakov, Dr. med., M.A.**
Klinik für Psychiatrie, Psychotherapie und Präventivmedizin
LWL-Universitätsklinikum, Ruhr-Universität Bochum
Alexandrinenstr. 1–3, D-44791 Bochum
E-Mail: jakov.gather@ruhr-uni-bochum.de

**Golla, Heidrun, Prof. Dr. med.**
Zentrum für Palliativmedizin Uniklinik Köln
Kerpener Straße 62, D-50937 Köln
E-Mail: heidrun.golla@uk-koeln.de

**Kremeike, Kerstin, Dr. rer. medic.**
Zentrum für Palliativmedizin Uniklinik Köln
Kerpener Straße 62, D-50937 Köln
E-Mail: kerstin.kremeike@uk-koeln.de

**Lindner, Reinhard, Prof. Dr. med.**
Universität Kassel
Institut für Sozialwesen
Abteilung 1: Theorie, Empirie und Methoden der Sozialen Therapie
Arnold-Bode-Straße 10, D-34109 Kassel
E-Mail: reinhard.lindner@uni-kassel.de

**Perrar, Klaus Maria, Dr. med.**
vormals Zentrum für Palliativmedizin Uniklinik Köln
Kerpener Straße 62, D-50937 Köln
E-Mail: km.perrar@t-online.de

**Peschmann, Jennifer, M.A.**
Universität Kassel
Institut für Sozialwesen
Abteilung 1: Theorie, Empirie und Methoden der Sozialen Therapie
Arnold-Bode-Straße 10, D-34109 Kassel
E-Mail: j.peschmann@uni-kassel.de

**Rodin, Gary, Prof., MD, FRCPC**
UHN – Princess Margaret Cancer Centre
610 University Ave
16724 Toronto
Ontario M5G 2M9
Canada
E-Mail: gary.rodin@uhn.ca

**Romotzky, Vanessa, Dr. rer. medic.**
Medizinische Fakultät Uniklinik Köln
Prodekanat für Akademische Entwicklung und Gender
Joseph-Stelzmann Str. 20, D-50931 Köln
E-Mail: vanessa.romotzky@uk-koeln.de

**Schäfer, Daniel, Prof. Dr. med. Dr. phil.**
Institut für Geschichte und Ethik der Medizin
Joseph-Stelzmann-Str. 20, Geb. 42, D-50931 Köln
E-Mail: daniel.schaefer@uni-koeln.de

**Shapiro, Gilla K., Dr. Ph.D., C.Psych**
UHN – Princess Margaret Cancer Centre
610 University Ave
16724 Toronto
Ontario M5G 2M9
Canada
E-Mail: Gilla.Shapiro@uhnresearch.ca

**Strupp, Julia, Priv.-Doz. Dr. paed. Dr. rer. medic.**
Zentrum für Palliativmedizin Uniklinik Köln
Kerpener Straße 62, D-50937 Köln
E-Mail: julia.strupp@uk-koeln.de

**Vollmann, Jochen, Prof. Dr. med. Dr. phil.**
Institut für Medizinische Ethik und Geschichte der Medizin
Ruhr-Universität Bochum
Malakowturm
Markstr. 258a, D-44799 Bochum
E-Mail: jochen.vollmann@ruhr-uni-bochum.de

**Voltz, Raymond, Prof. Dr. med.**
Zentrum für Palliativmedizin Uniklinik Köln
Kerpener Straße 62, D-50937 Köln
E-Mail: raymond.voltz@uk-koeln.de

**Westermair, Anna Lisa, Dr. med., B.Sc.**
Universitätsspital Basel
Spitalstrasse 21, CH-4031 Basel
E-Mail: anna.westermair@usb.ch